ICH BRING DICH UM!

NAHLAH SAIMEH

ICH BRING DICH UM!
Hass und Gewalt in unserer Gesellschaft

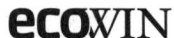

SALZBURG – MÜNCHEN

INHALT

Prolog		7
Vorwort:	Woher kommt der Hass?	13
Kapitel 1:	Gewalt und psychische Krankheit	19
Kapitel 2:	Sexuelle Gewalt	51
Kapitel 3:	Gewalt im sozialen Nahraum	101
Kapitel 4:	Amok und School Shooting	151
Kapitel 5:	Radikalisierung und Terror	183
Kapitel 6:	Kann man »das Böse« behandeln?	207
Kapitel 7:	Die Therapie der Täter – überflüssig oder Chance für den Rechtsstaat?	219
Ausblick		275
Quellen und weiterführende Literatur		283

PROLOG

»*Ich bring dich um!*«
»*Die müsste man alle erschießen!*«
Solche Sätze äußern Menschen immer wieder, sogar in persönlichen Auseinandersetzungen oder in den Kommentarspalten sozialer Medien. Obwohl wir im weltweiten Vergleich in einer der friedlichsten und bislang stabilsten Gesellschaften leben, hat man das Gefühl, dass Gewaltbereitschaft als Problemlösung wieder gesellschaftsfähig wird.

Ich bin forensische Psychiaterin und befasse mich damit beruflich ausschließlich mit Menschen, die Straftaten begangen haben: Körperverletzung, Mord, Totschlag, Brandstiftung, Vergewaltigung und Ähnliches. Ich untersuche dabei, welche Bedingungen in einer Person dazu beitragen, dass sie gewalttätig wird oder Gewalt bejaht. Ich habe nicht nur mit psychisch kranken

Menschen zu tun, sondern auch mit vielen Menschen, die im engeren Sinne keine Krankheit haben. Mit diesem Buch werde ich Sie mitnehmen in meinen Alltag und Ihnen viele Menschen vorstellen.

Da ist zum Beispiel Martin P., 38, der mit seinem ansonsten ziemlich geordneten Lebenslauf kein Mann mit einer dissozialen Persönlichkeitsstörung ist. An einem Abend jedoch brach etwas aus ihm heraus, er vergewaltigte eine Frau. Auf meine Frage »Wann kam Ihnen denn der Gedanke, dass Sie die Situation zum Sex nutzen wollten?« antwortete er: »Eigentlich so richtig erst auf der Landstraße. Ich war erst noch innerlich sauer auf meine Freundin. Dann war da die nette Frau im Auto, und ich wollte den Abend auch nicht so beenden, ich wollte ja auch noch ein bisschen Spaß haben ...«

Oder Christoph S., 28 Jahre alt, der ausschließlich explizit sexuell motivierte Straftaten beging: »Was ist das denn genau, was für Sie interessant ist an Ihren Fantasien?«

»Ja, die Gewalt an sich. Dass die Frauen das nicht wollen, dass sie Angst im Gesicht haben, dass sie sich unterwerfen müssen, wehrlos sind. Also dieser Kampf mit dem Gegenüber.«

Oder der sehr höflich auftretende, gepflegte Carlo F., ein 53 Jahre alter Sport- und Mathematiklehrer an einer Hauptschule, der eine massive sexuelle Präferenzstörung hat und über Jahre hinweg Jungen sexuell missbrauchte.

»Haben die Kinder Angst vor Ihnen gehabt?«
»Nein, um Gottes willen. Nie! Die waren ja bei mir zu Hause und haben sich wohlgefühlt. Ich habe ja nie was mit Zwang oder Druck ... Deswegen war mir ja lange Zeit nicht klar, dass das falsch ist, was ich tue. Pädophile waren für mich immer Leute, die Kindern Gewalt antun. Also das geht gar nicht!«

Oder auch Carsten D., erst 19 Jahre alt und ein psychisch schwer kranker junger Mann: Weil er gegen seine Mutter gewalttätig geworden ist, wurde er in eine psychiatrische Klinik eingeliefert. Die Ärzte vermuteten, dass es sich um eine akute psychotische Episode handele, und warnten, dass sich eine Schizophrenie entwickeln könne. Da Carsten D. sich auf der Station aber sehr ruhig und vor allem friedlich verhielt, scheiterte der Versuch, ihn per Gerichtsbeschluss dortzubehalten, als er entlassen werden wollte. Drei Wochen später ist die Mutter tot. Ihr Sohn hat sie mit einem Fleischermesser erstochen.

Die Menschen, die ich Ihnen in diesem Buch vorstelle, sind mir in meiner täglichen Praxis begegnet. Sie und die Dialoge sind natürlich anonymisiert und verfremdet, sodass Rückschlüsse auf die konkret dahinterstehende Einzelperson nicht möglich sind. Selbst jemandem, der sich in dem einen oder anderen Fallbeispiel wiederzuerkennen meint, würde ich sagen: »Schließen Sie nicht auf sich persönlich, ich kenne noch viele andere Menschen mit Ihrem Problem und einem vergleichbaren

Werdegang.« Die geschilderten Muster hinter den Fällen entsprechen aber stets der Wirklichkeit.

Warum dieses Buch? Voyeurismus zu bedienen liegt mir fern. Deshalb verzichte ich auch auf besondere Details der Tathandlungen. Ich möchte Sie vielmehr dafür sensibilisieren, dass Gewalt in all ihren Facetten aus ganz unterschiedlichen Gründen in unser Leben eintreten kann, aber wir Gewalttätigkeit frühzeitig, mutig und entschlossen begegnen müssen: als Gesellschaft, als Einzelpersonen und als rechtsstaatliche Aufgabe. Wenn man die Beweggründe von Gewalttätern und die Bedürfnisse versteht, die Menschen dazu bringen, anderen Gewalt anzutun, dann kann man auch wirksam handeln – und zwar sowohl auf politischer Ebene als auch im sozialen Umfeld. Hinter Gewalttaten verbergen sich oftmals Bedürfnisse, die eigentlich einer gewaltlosen Befriedigung zugeführt werden könnten, aber der Täter entscheidet sich für die Gewalt, weil er weder sein darunterliegendes Bedürfnis verstanden hat noch andere Lösungsansätze sieht.

Muss man nicht verrückt sein, um einem anderen Menschen massiv Gewalt anzutun? Die Frage höre ich vor allem bei Tötungsdelikten und vor allem immer im Zusammenhang mit Terroranschlägen. Die kürzeste Antwort lautet: Nein, muss man nicht. Die längere Antwort gibt Ihnen dieses Buch.

Es liegt an uns, in der richtigen Art und Weise auf Fehlentwicklungen des Einzelnen zu reagieren und sehr aufmerksam zu sein gegenüber einer gewalttätigen

Aufladung öffentlicher Diskussionen: um uns und unsere Gesellschaft zu schützen, um Opfern und Tätern gerecht zu werden und vor allem, damit Hass und Gewalt weder unseren Alltag noch unsere Gesellschaft bestimmen können.

Ich wünsche Ihnen eine zur Diskussion anregende Lektüre!

VORWORT:
WOHER KOMMT DER HASS?

Am 20. April 2006 versuchte ein Mann, nennen wir ihn Jonas Z., in einem norddeutschen psychiatrischen Großklinikum, kurz nach seiner Festnahme und Einweisung in eine Klinik für Forensische Psychiatrie, den ihn behandelnden Oberarzt zu erstechen, und verletzte zwei Krankenpfleger durch Messerstiche lebensgefährlich.

Am 20. November 2006 schoss ein ehemaliger Schüler an der Geschwister-Scholl-Realschule in Emsdetten auf Lehrer, Schüler und den Hausmeister und verletzte sieben Personen zum Teil schwer.

Am 22. Juli 2016 erschoss der 18 Jahre alte Schüler David S. in München bei einem Amoklauf neun Menschen, bevor er sich selbst durch einen Kopfschuss hinrichtete.

Am 19. Dezember 2016 tötete der mehrfach vorbestrafte 23 Jahre alte Tunesier Anis Amri auf dem Berliner Weihnachtsmarkt mit einem gekaperten Lkw elf Menschen und verletzte 55 weitere.

Aber nicht nur physische Gewalt ist in den letzten Jahren stärker geworden, auch verbale Gewalt greift immer mehr um sich. Die Frage, wie mit *Hate Speech* im Internet umzugehen ist, hat mittlerweile die politische Ebene erreicht, und wer die Kommentare zu Artikeln der Onlinemedien liest, weiß, warum das notwendig ist. In einem bis vor Kurzem kaum für möglich gehaltenen Ausmaß wird man täglich Zeuge von Respektlosigkeit, Verachtung und Hass.

Erst kürzlich saß ich in einem Gefängnis einem wegen Kindesmissbrauchs verurteilten Straftäter gegenüber, der im Laufe des ruhigen und freundlichen Gesprächs äußerte, allen Politikern hierzulande müsse man eigentlich eine Kugel in den Kopf jagen. Auf meine Frage nach dem Grund für seine Ansicht erklärte er, »der Staat« weigere sich, ihm 5.000 Euro für den Führerschein zu geben.

Als 2015 in zweifelsohne schwer überschaubarem Ausmaß Hunderttausende Menschen aus arabischen und afrikanischen Ländern nach Deutschland kamen, wurde 26 Jahre nach dem Mauerfall der erneute Einsatz von Schusswaffen an der Landesgrenze vorgeschlagen.

Im Zusammenhang mit dem Fall des Gustl Mollath, der als Psychiatrie-Skandal in die öffentliche Wahrnehmung eingegangen ist, benötigte der Chefarzt der Klinik für Forensische Psychiatrie, in die das Gericht Gustl Mollath eingewiesen hatte, über mehrere Wochen Polizeischutz.

Auf Autos findet sich der Aufkleber »Stoppt Tierversuche – nehmt Kinderschänder«.

Der Eindruck vieler Menschen ist: Ist die Welt denn völlig aus den Fugen geraten? Sind denn alle völlig »verrückt« geworden?

Diese eher willkürliche und zufällige Aufzählung von Gewalttaten im sozialen Nahfeld, im öffentlichen Raum und die Beispiele für die Aufladung politischer und gesellschaftlicher Diskussionen mit Hass-Rhetorik lassen befürchten, dass die Basis unseres jahrzehntelangen weitgehend friedlichen Zusammenlebens weit weniger stabil ist, als wir bislang dachten. Das auf gegenseitigem Respekt und grundsätzlicher Wertschätzung jenseits inhaltlicher Meinungsdifferenzen beruhende Zusammenleben in einem freiheitlich-demokratischen Staat, der getragen ist von einigen unveräußerlichen, grundlegenden Werten – was bislang so selbstverständlich schien –, wird sowohl durch den internationalen Terrorismus bedroht als auch durch eine Verschärfung des gesellschaftspolitischen Diskurses von innen. Hinzu kommen jene individuellen Gewaltstraftaten, die ihren Ausgangspunkt in Konflikten im sozialen Nahbereich oder – nicht zuletzt – in psychischen Erkrankungen haben.

Hass und Gewalt bestimmen täglich unsere Nachrichten. Immer dann wenn eine schwere Gewalttat zu beklagen ist, klingeln bei meinen forensischen Fachkollegen und mir die Telefone: »Wie kann ein Mensch so etwas tun? Sind Terroristen nicht irre? Was geht in School Shootern vor? Was sind Sexualstraftäter nur für Menschen?«, wollen nicht nur Journalisten wissen.

Die Ursachen und Bedingungen von Hass und Gewalt sind vielfältig. Es gibt nicht *die eine* Fachrichtung, die die Phänomene, die so alt sind wie die menschliche Gesellschaft selbst, hinreichend erklärt. Dazu bedarf es der Historiker, Kulturwissenschaftler, Politikwissenschaftler, Soziologen, Verhaltensforscher, Ökonomen und sogar der Theologen. Gerade politisch beziehungsweise ideologisch motivierte Gewalt im internationalen Zusammenhang ist ohne die Politik- und Gesellschaftswissenschaften nicht einzuordnen.

Mit diesem Buch möchte ich der Diskussion über Hass und Gewalt in unserer Gesellschaft eine weitere Facette hinzufügen. Ich bin forensische Psychiaterin, das heißt, ich habe mich spezialisiert auf den Zusammenhang von Psyche und Gewaltbereitschaft. Forensische Psychiater wie ich haben stets mit dem individuellen Täter zu tun. Hinter jedem Aufruf zur Gewalt und hinter jeder einzelnen Tat steckt immer eine konkrete Person, ein Mensch mit seiner Entwicklungsgeschichte, seinen Denkmustern und Annahmen zu Leben und Gesellschaft.

Nur manchmal spielen psychische Erkrankungen dabei eine Rolle. In der Regel sind auch Menschen, die sehr extreme Ansichten vertreten, nicht psychisch krank. Und wenn wir die Mechanismen und Denkmuster von Gewalttätern genau anschauen, dann entdecken wir manchmal sehr ähnliche Prinzipien in der gesellschaftlichen Diskussion. Wut, Hass, die Bejahung von Gewalt ist noch nicht dasselbe wie eine Gewalttat zu begehen. Aber Hass und das Gutheißen von Gewalt spalten die Gesellschaft und wenden sich grundlegend gegen das Leben.

Ich bin der festen Überzeugung, dass wir gemeinsam jede Anstrengung unternehmen müssen, in zivilisierter Weise an der Weiterentwicklung demokratischer Gesellschaften in einer immer enger vernetzten und komplexen Welt mitzuwirken. Wir dürfen das Feld nicht den Hass-Rhetorikern überlassen, die mit einfachen Parolen Lösungen versprechen, die es in einer komplexen und vielschichtigen Welt nicht geben kann.

Aus der Komplexität unserer Welt erwächst ein verständliches, aber dennoch gefährliches Bedürfnis nach Reduktion von Vielschichtigkeit. Es ist jedoch wichtig, dass wir die stets hinter dem Hass liegenden individuellen Bedürfnisse der Menschen verstehen und ernst nehmen. Wir müssen auf diese Bedürfnisse reagieren, andere Lösungen anbieten, angemessene Antworten finden. Nur so kann ein gesellschaftlicher Konsens erzielt werden, der dennoch in der Lage ist, ein möglichst breiteres Meinungsspektrum zu integrieren. Offenbar gibt es eine wachsende Gruppe von Menschen, die sich nicht mehr durch den freiheitlichen Rechtsstaat vertreten sieht, sondern glaubt, dieser vertrete nur die Rechte der »anderen«. Wir müssen alles dafür tun, dass ungeachtet persönlicher Lebenskrisen wir als Gesellschaft begreifen, dass jeder bei uns vom Rechtsstaat profitiert.

Es gibt natürlich rote Linien in der Diskussion, die nicht übertreten werden dürfen, weil jeder freiheitlich-demokratische Rechtsstaat, der auf der Unantastbarkeit der Würde des Menschen beruht, automatisch eine Grenze gegen menschenverachtende Prinzipien von Staat und Gesellschaft zieht und ziehen muss.

Wenn dieses Buch einen kleinen Beitrag leisten kann zum Verständnis individueller Mechanismen, die Hass und Gewalt befördern, und den Diskurs somit um eine wichtige Facette bereichert, vielleicht sogar einen Bogen schlagen kann zwischen weit auseinanderliegenden Positionen, dann hätte es seinen Zweck erfüllt.

Nahlah Saimeh
Im Herbst 2017

KAPITEL 1:
GEWALT UND PSYCHISCHE KRANKHEIT

Ein junger Mann, nennen wir ihn Carsten D., verändert sich kurz vor dem Abitur deutlich: Er zieht sich zurück, wird zunehmend wortkarg, vernachlässigt sich äußerlich und liegt auffällig viel im Bett in einem auch tagsüber ständig abgedunkelten Zimmer. Er wirkt fahrig, unkonzentriert und fällt der Familie durch eine unerklärliche, bisher nicht gekannte Reizbarkeit auf. Zunächst schieben die Eltern das auf Prüfungsstress, aber auch in den Ferien ändert sich nichts zum Guten.

Eines Abends kommt es zu einem ersten massiven Übergriff auf die Mutter, als die Familie sich gemeinsam am Esstisch einfindet. Die Mutter stellt eine Schüssel mit heißer Suppe auf den Tisch, Carsten D. ergreift sie und schleudert der Mutter den Inhalt ins Gesicht. Er schreit: »Das ist das letzte Mal, dass ihr mir so kommt! Das muss aufhören, das hat ein Ende, hier und jetzt!« Er tritt seinen Stuhl um und rennt aus dem Raum. Der Vater alarmiert den Notarzt und die Polizei. Als Letztere eintrifft, hat sich Carsten D. so weit beruhigt und unter Kontrolle, dass er den Beamten erklärt, er sei im Prüfungsstress, und er beteuert, dass ihm derlei nie wieder passieren werde und es ihm leidtue. Er sei aber bereit, sich wegen des Prüfungsdrucks beim Arzt vorzustellen.

So bleibt der junge Mann zunächst zu Hause bei den Eltern. Am nächsten Tag ist von einem Arztbesuch keine Rede mehr. Keine zwei Wochen später wird die Polizei erneut gerufen, weil Carsten D. seiner Mutter in der Küche an den Hals gegangen ist. Nun wird er mit dem Verdacht auf eine akute psychische Erkrankung in die nahe gelegene Psychiatrie gebracht und zunächst auf freiwilliger Basis aufgenommen. Die Eltern sind erleichtert, haben aber gleichzeitig auch ein schlechtes Gewissen, den Sohn, der doch so kurz vor dem Abitur steht und wichtige Klausuren verpasst, in die Psychiatrie gebracht zu haben. Auch sorgen sie sich, der Sohn könne womöglich starke Medikamente bekommen.

Die Ärzte stellen die Verdachtsdiagnose einer akuten psychotischen Episode und befürchten, es könne sich eine Schizophrenie entwickeln. Da Carsten D. sich auf der Station aber wieder sehr ruhig, schweigsam, zurückgezogen und vor allem friedlich verhält, scheitert der Versuch, ihn per Gerichtsbeschluss dortzubehalten, als er sich selbst entlassen will. Drei Wochen später ist die Mutter tot. Ihr Sohn ersticht sie in der Küche mit einem der dort liegenden Fleischermesser, schleppt die tote Mutter hinauf ins Bad und legt sie in eine vollgelaufene Badewanne. Vater D. entdeckt das Geschehen aufgrund der martialischen Blutspuren, als er von der Arbeit nach Hause kommt. Sein Sohn ist da, wo er immer ist: in seinem Zimmer im Bett bei zugezogenen Vorhängen.

Sie werden sicher erahnen, dass der junge Mann psychisch schwer krank war. Er tötete seine Mutter, weil er zunehmend der wahnhaften Überzeugung war, dass sie ihn mit radioaktiven Substanzen vergiften würde. Schon in der Suppe, die er ihr in seinem ersten Anfall ins Gesicht schüttete, vermutete er Plutonium. Die tote Mutter legte er schließlich in die Badewanne, weil er dachte, die mit Plutonium hantierende Frau auf diese Weise unschädlich machen zu können. Carsten D. tötete seine Mutter aufgrund einer schizophrenen Psychose.

Wie aber steht es um den Täter im folgenden Fallbeispiel? Ein junger Mann, der zwei Lehren abgebrochen hatte, in den Tag hineinlebte und auch Kontakte ins kriminelle Milieu unterhielt, verliert seinen Vater, mit dem er sich recht gut verstand, durch ein Lungenkarzinom. Das Verhältnis zur Mutter war von jeher schwierig und kühl. In der Folgezeit wird ihm ein Teil seines Erbes ausbezahlt, das er schnell mit Partys, Drogen und vielen

Freundinnen durchbringt. Als das Geld aufgebraucht ist, will er mehr. Außerdem fühlt er sich von der Mutter um einen Teil seines Erbes übervorteilt. Vor allem aber nimmt er ihr übel, dass sie sich kurz nach dem Tod ihres Mannes wieder neu gebunden hat. Dieser neue Partner macht dem jungen Mann, den ich hier Kevin S. nenne, schnell klar, dass er ihn für einen Taugenichts hält. Eines Abends taucht Kevin bei seiner Mutter und ihrem neuen Partner auf, der ihn sogleich wieder vor die Tür setzt und ihm klarmacht, dass für ihn hier nichts mehr zu holen sei.

Daraufhin besorgt sich Kevin S. eine großkalibrige Waffe, dringt nachts in das Haus der Mutter ein und erschießt das Paar im Bett.

Kevin S. war nicht psychisch krank. Er war ein junger Mann mit einer beträchtlichen kriminellen Energie, Kaltblütigkeit, Selbstgerechtigkeit und der ziemlich anmaßenden Grundhaltung, über das Leben und Tun der Mutter entscheiden zu dürfen. Er duldete zu seinem höchst persönlichen Gerechtigkeitsempfinden keinen Widerspruch und erlebte die Ablehnung durch die Mutter und ihren neuen Partner als schwere Kränkung, die aus seiner Sicht gewissermaßen die »Todesstrafe« verdiente. In der Psychiatrie beschreiben wir solche Persönlichkeiten als narzisstisch gestört. Daraus begründet sich aber zumeist keine Schuldfähigkeitsminderung. So wurde Kevin S. wegen Mordes zu lebenslanger Haft verurteilt.

Muss man nicht verrückt sein, um einen anderen Menschen schwer zu schädigen, ihm massiv Gewalt anzutun? Die Antwort ist einfach: Die weitaus größere Zahl der Gewaltstraftäter ist nicht psychisch krank. Es sind Menschen wie Sie und ich – aber in besonderen Lebenssituationen.

Das zeigen die Zahlen aus dem Bericht des Bundesministeriums der Justiz und für Verbraucherschutz aus dem Jahr 2015. Demzufolge wurden im Jahr 2013 5 961 662 Straftaten (ohne Verkehrsdelikte) bekannt. 3 249 396 Straftaten konnten aufgeklärt, 2 094 160 Tatverdächtige ermittelt und davon 754 226 Personen verurteilt werden. Eine Freiheitsstrafe oder Jugendstrafe ohne Aussetzung zur Bewährung mussten nur 37 828 Personen antreten. Die meisten Sanktionen bestehen aus einer Geldstrafe oder bei Jugendlichen beziehungsweise Heranwachsenden aus Erziehungsmaßregeln. Diese Zahlen lassen bereits den Rückschluss zu, dass wirklich schwerwiegende Gewaltstraftaten gegen das Leben oder gegen die sexuelle Selbstbestimmung glücklicherweise nach wie vor nur einen geringen Prozentsatz aller bekannt gewordenen Delikte ausmachen. 2013 wurden insgesamt 2 951 Fälle von versuchten oder vollendeten Tötungsdelikten verzeichnet, 46 793 Fälle von Straftaten gegen die sexuelle Selbstbestimmung zur Anzeige gebracht. Über 46 000 angezeigte Sexualstraftaten – das klingt viel. Dennoch ist es nicht einmal ein Prozent der angezeigten Kriminalität insgesamt, und die Zahl der Sexualmorde bleibt von Jahr zu Jahr auf einem Niveau zwischen 20 und 25 Taten. Damit hat sich die Häufigkeit dieser schwersten Delikte seit den 1960er- und 1970er-Jahren auf ein Viertel des Ausgangswertes reduziert.

Die reinen Zahlen einer Kriminalstatistik vermögen das individuelle Leid der Opfer und ihrer Angehörigen natürlich nicht zu erfassen, und schon weit unterhalb der Schwelle von Mord und Totschlag können die Betroffenen erheblich traumatisiert sein. Gerade Opfer von Einbruchskriminalität und von Stalking sind mitunter schwer psychisch belastet, nachhaltig verunsichert und in ihrer Lebensqualität beeinträchtigt. Deshalb haftet dem Umgang mit nackten Zahlen immer etwas unfreiwillig Zynisches an.

Wie viele Straftäter sind tatsächlich psychisch krank? 2013 wurden nur 815 Menschen nach § 63 StGB in ein psychiatrisches Krankenhaus eingewiesen, weil sie infolge einer psychischen Erkrankung Straftaten im Zustand erheblich verminderter Schuldfähigkeit oder gar Schuldunfähigkeit begangen hatten. 2457 Personen wurden in eine Entziehungsanstalt gemäß § 64 StGB eingewiesen, weil ihre Straftaten im Zusammenhang mit einer bestehenden Suchterkrankung gesehen wurden. Das bedeutet: Mehr als zwei Drittel der versuchten und vollendeten Tötungsdelikte werden von psychisch gesunden Personen begangen, und ein noch viel größerer Teil derjenigen Täter, die gegen das Recht auf sexuelle Selbstbestimmung verstoßen, ist psychisch gesund.

Welche Rolle schwerwiegende psychische Erkrankungen bei der Begehung von Gewalttaten im Einzelfall spielen können, zeigte schon das erste Fallbeispiel von Carsten D. Solche tragischen Fälle sind typische Gewalttaten psychisch kranker Täter.

Lassen Sie uns einen weiteren Fall ansehen: Ein junger, etwas ungepflegt wirkender Mann mit Stoffbeutel steigt in eine Straßenbahn. Wegen seines eigentümlich grimmig-angespannten Gesichtsausdrucks und seines stechenden Blicks bleibt die Sitzbank ihm gegenüber zunächst eine Weile leer. Die Mitfahrer halten unwillkürlich Abstand zu der etwas sonderbar und unheimlich wirkenden Gestalt. Zwei Haltestellen weiter steigen jedoch zwei Schulkinder in die Bahn und setzen sich kichernd, einander schubsend und herumalbernd auf die Sitzbank gegenüber.

Dann geht alles sehr schnell. Der Mann greift unvermittelt in seinen Beutel, holt einen Hammer heraus und springt auf die ihm fremden Schulkinder zu, holt aus, trifft mit seinem Hammer ein Kind mehrfach am Kopf und verletzt es schwer. Dabei schreit er hochgradig erregt etwas von »Teufel« und »Satan«. Rasch springen Fahrgäste hinzu und versuchen, den Mann zu überwältigen. Sie können weitere Schläge von dem verletzten Kind abwenden und rangeln mühsam mit dem rasenden Mann, bis sie ihn schließlich überwältigen und bändigen können. Beim Eintreffen der Polizei schreit er noch immer: »Teufelskind, ich kriege dich, Satan!« Nur durch großes Glück erleidet der angegriffene Junge keine schwere Schädel-Hirn-Verletzung.

Als ich den Mann in einer Klinik aufsuche, um ihn auf Schuldfähigkeit zu untersuchen, bitte ich ihn, mir zunächst seine Biografie und dann den Beginn seiner Krankheitssymptome zu schildern. Allerdings begreift er selbst seine Gedanken in Bezug auf einen Satan gar nicht als Krankheit.

Er berichtet mir, dass er schon seit Jahren vom Satan und vom Teufel verfolgt wird. Beide seien hinter ihm her und würden seine Seele wollen, die er ihnen aber nicht überlassen werde. Satan und Teufel arbeiteten mit allen Tricks. In wechselnder Gestalt würden sie ihn heimsuchen, draußen vor dem Haus herumlaufen, auch im Haus selbst könne er Schritte über seiner Wohnung hören, die ganz eindeutig von einem Klumpfuß des Satans stammten. Auf meine Frage, woran er denn merke, dass Satan und Teufel ihn verfolgten und auf seine Seele aus seien, erklärt er: »Das sehe ich an den Augen und an der breiten Fratze. Satan und Teufel haben breite Fratzen und böse Augen. Das erkenne ich. Und sie können sich wandeln, sie nehmen immer andere Gestalt an.« Und woran merke er, dass man seine Seele rauben wolle? Manchmal sei der Kopf ganz leer, versichert er mir. Er könne dann gar nicht richtig denken und spüre einen großen Druck im Kopf. Manchmal merke er auch, dass man in seinem Kopf die Gedanken stehlen wolle mit »satanisch-telepathischer Technik«. Ob ich auch Gestalt des Satans sei? »Nein, Sie nicht. Sie sind ja Ärztin.« Aber die Kinder in der Straßenbahn seien ganz klar Teufelskinder gewesen, sie seien ihm so nah gekommen. Da hätte er sich wehren müssen.

Vergleichbar ist auch der folgende Fall: Ein Mann mittleren Alters, ursprünglich aus Ägypten stammend, lebt seit einigen Jahren in einem Männerwohnheim und schießt eines Tages aus völlig unverständlichen Gründen auf seine Mitbewohner. Einen Mann verletzt er schwer. Wie sich in seiner Vernehmung durch die Polizeibeamten herausstellt, glaubt der Mann, dass seine Mitbewohner ihm seit geraumer Zeit Gift ins Essen mischen und dass man ihn in seinem Zimmer durch versteckte Kameras beobachtet. Außerdem erklärt er sich seine Konzentrations- und Auffassungsstörungen, die sich im Gespräch durch unvollendete Sätze und Gedanken bemerkbar machen, mit einer Fernsteuerung, mit der ihm Gedanken aus dem Kopf abgezogen würden. Um die Geräte, die ihn schädigen, zu entfernen, hatte der Mann bereits seit Wochen immer wieder in seinem Zimmer randaliert, den Putz abgeschlagen und vergeblich versucht, die Kameras in den Wänden zu finden. Mehrfach waren Polizei und Ordnungsamt ausgerückt, aber oftmals hatte sich dann vor Ort die Situation wieder so weit beruhigt, dass man keinen Grund zu weiterem Handeln sah, oder der Mann wurde zwar kurzfristig in die Psychiatrie gebracht, am nächsten Tag jedoch mangels eindeutiger rechtlicher Grundlage wieder entlassen. Die sämtlich männlichen Mitbewohner des Heims hatten mittlerweile Angst vor ihrem Hausgenossen, vermochten aber keine Abhilfe zu schaffen. Woher der Täter die Waffe hatte, blieb auch im nachfolgenden Gerichtsverfahren letztlich ungeklärt.

Da der dringende Verdacht bestand, dass die Straftat mit einer psychischen Erkrankung zusammenhing, beauftragte mich die zuständige Staatsanwaltschaft mit einem psychiatrischen Gutachten, um die Schuldfähigkeit abzuklären. Als ich den kleinen, recht schmächtig wirkenden Mann kurze Zeit später in der Untersuchungshaft aufsuchte, gestaltete sich das Gespräch schwierig, weil der Mann zwischen Englisch, Arabisch und Spanisch hin und her wechselte, gedanklich ausgesprochen sprunghaft war und viele biografische Fragen zu seiner Herkunft, Abstammung und zur zeitlichen Abfolge seines Lebenslaufs nicht beantworten konnte. Er wusste nicht mehr, wer seine Eltern waren und ob er selbst eigentlich er selbst war. Der Arabisch-Dolmetscher erklärte, der Mann rede wirr durcheinander.

Es ließ sich mühsam herausfinden, dass er wohl in seiner Heimat Architektur studiert und einige Jahre in Spanien gelebt hatte, wo er in einem großen internationalen Architekturbüro angestellt gewesen war. Als Grund für seinen Wechsel nach Deutschland gab er an, er sei in Spanien von Kriminellen verfolgt worden. Seit er in Deutschland lebte, hatte er nicht mehr Fuß gefasst, nicht gearbeitet, war zeitweilig obdachlos.

Als ich ihn wegen seiner schlechten Konzentration und unterschwelligen Reizbarkeit ein zweites Mal aufsuchte, war er mittlerweile davon überzeugt, dass ich mit dieser spanischen kriminellen Organisation unter einer Decke stecken müsste und dass mich diese zu ihm in das Gefängnis geschickt hätte. Ich sei keine Gutachterin, und ich solle machen, dass ich wegkomme, sonst wisse er nicht, was er tun werde. Aufgrund der ziemlich bedrohlich wirkenden Situation und seiner hochgradigen emotionalen Anspannung beendete ich das Gespräch sehr schnell und ließ mich von den Justizvollzugsbeamten rasch aus dem Raum bringen. Menschen mit einer akuten Psychose können in äußerste emotionale Anspannung geraten, die in plötzliche schwere Erregungszustände übergehen kann. Sie wirken dann ausgesprochen bedrohlich, und man tut gut daran, diese Wahrnehmung ernst zu nehmen.

Die Diagnose im Hinblick auf die konkrete Fragestellung zur Schuldfähigkeit ist dabei eindeutig: Der Mann leidet an einer Psychose aus dem schizophrenen Formenkreis. Vieles spricht dafür, dass die bis dato unbehandelte Krankheit schon seit einigen Jahren besteht und dass die zunehmenden Symptome die Ursache für den Verlust der bürgerlichen Existenz waren.

Die in diesen letzten beiden Fallbeispielen beschriebenen Männer sind schwer psychisch krank und waren es auch bei ihren Taten. Jeder litt bereits vor der Tatbegehung an den akuten Symptomen einer Schizophrenie, und jeder erlebte zur Tatzeit in seiner nicht mehr an die Realität gekoppelten Wahrnehmung eine für ihn selbst bedrohliche Situation. Diese subjektiv erlebte Bedrohung und die damit verbundene Angst führten zu dem gefährlichen fremdaggressiven Handeln.

Der erste Mann berichtete, dass er die Kinder als »Satanskinder« wahrgenommen und ihr harmloses Rangeln und Kichern als Bedrohung auf sich bezogen hatte. Die Kinder schienen ihm keine sehr jungen Menschen zu sein, die unseres besonderen Schutzes bedürfen, sondern bedrohliche Wesen, die Übles im Schilde führten. Menschen, die eine akute schizophrene Episode erleben, nehmen oft ihre Umgebung und andere Menschen verändert wahr. Sie können Mimik und Gestik nicht mehr im herkömmlichen Sinne interpretieren. Aus Gesichtern werden hämische oder bösartige Grimassen, und das Verhalten anderer Menschen wird zumeist als Bedrohung umgedeutet.

Das zweite Fallbeispiel zeigt einen Mann, der bereits seit Jahren unter Verfolgungswahn litt und sich vor einer Organisation fürchtete, die er nicht genau fassen konnte, deren Präsenz für ihn aber stetig in einer bedrohlichen Art und Weise fühlbar war.

Auf die etwas verkürzte Frage, ob solche Täter »verrückt« sind, kann man also antworten: Ja, wenn »verrückt« bedeutet, dass man aus der Realität »ver-rückt«, also herausgerückt, verschoben ist, dann sind solche Täter »verrückt«. Wir sprechen von Schizophrenie oder von Psychosen aus dem schizophrenen Formenkreis. Dabei handelt es sich um eine Gruppe von Erkrankungen, die der Laie am ehesten mit dem Begriff der »Geisteskrankheit« oder dem »Verrücktsein« assoziiert.

Schizophrenie, um die es in diesem Kapitel in erster Linie geht, kommt in allen menschlichen Kulturen vor und ist – neben Manien und Depressionen – gewissermaßen *die* klassische psychische Erkrankung.

Die Symptome bestehen zumeist aus dem Erleben von Sinnestäuschungen, insbesondere akustischen Halluzinationen, die für den Betroffenen absolute Realität sind, sowie aus Wahngedanken, die für den Erkrankten ebenfalls unverbrüchlich wahr sind. Dazu gehören zum Beispiel Überzeugungen, vergiftet, verfolgt, bestrahlt oder telepathisch beeinflusst zu werden oder anderweitig obskuren Beeinträchtigungen ausgesetzt zu sein. Menschen mit einer schizophrenen Psychose leiden unter einem übersteigerten Misstrauen gegen ihre Umwelt, hören befehlende oder kommentierende Stimmen im Kopf, und die vermeintlich gegebenen Anweisungen können durchaus auf die Handlungsebene durchschlagen. Die Betroffenen haben das Gefühl, dass ihnen durch ihre Umwelt Gedanken abgezogen oder eingegeben werden, sie fühlen sich auf verschiedene Arten ferngesteuert. Wird die Erkrankung chronisch, kommen vor allem sozialer Rückzug, Interessenverlust, bizarre Verhaltensweisen und ein vermindertes Antriebsniveau hinzu. Bei der sogenannten paranoid-halluzinatorischen

Schizophrenie stehen Wahnerleben und Sinnestäuschungen im Vordergrund, bei der Hebephrenie sind diese Symptome eher flüchtig, und es überwiegt eine ausgeprägte Veränderung von Stimmung und Antrieb. Das Verhalten ist enthemmt, mitunter auch sexuell distanzlos, die Stimmung ist gehoben und eigentümlich unpassend oder verflacht. Es gibt noch weitere Unterformen schizophrener Psychosen, bei denen vor allem Antriebsstörungen oder eine Verflachung der Persönlichkeit im Vordergrund stehen.

Häufig finden die Erkrankten keinen Schlaf und keine Ruhe mehr, verlassen ihre Wohnung, weil sie es darin wegen der vermeintlichen Bestrahlung oder Einleitung von Giftgas nicht mehr aushalten. Nicht selten spüren die Betroffenen solche feindseligen Beeinträchtigungen auch körperlich, obwohl es in der Realität überhaupt keine Drangsalierung gibt. Ihr Handeln wird aber von diesem inneren Erleben, das für die Betroffenen eben unverbrüchliche Realität darstellt, geprägt. Stellen Sie sich vor, Ihr Nachbar glaubt, dass Sie ihn mit heimlich verbauten Laserkanonen ständig bestrahlen, und er fängt nachts an, die Trennwand zwischen seiner und Ihrer Wohnung mit dem Vorschlaghammer zu bearbeiten, um die vermeintlichen Laserkanonen zu finden und zu zertrümmern. Zu diesen hochakuten psychotischen Symptomen kommen noch weitere Krankheitszeichen wie erhebliche Konzentrationsstörungen, emotionale Reizbarkeit oder auch emotionale Abstumpfung, Verwahrlosungsneigung und nicht zuletzt auch Suizidgefahr. Rund ein Prozent der Bevölkerung in den westlichen Ländern leidet unter dieser Erkrankung, weltweit sind es rund 0,8 Prozent. Männer sind mit einem Verhältnis von 1,4 zu 1 etwas häufiger betroffen als Frauen, und sie erkranken auch rund zehn Jahre früher, nämlich vor allem zwischen dem 15. und 25. Lebensjahr, also in einer Zeit, in der die Persönlichkeitsentwicklung noch nicht abgeschlossen ist.

Neben einer individuellen genetischen Bereitschaft zur Ausbildung der Erkrankung oder einer genetischen Vorbelastung durch erkrankte Angehörige, erhöhen unter anderem Geburtskomplikationen, Migration und Cannabiskonsum das Risiko zu erkranken deutlich. Mehr als die Hälfte der Betroffenen betreibt zusätzlich Alkohol- oder Drogenmissbrauch. Beides findet sich deutlich häufiger in der Gruppe jener schizophrenen Menschen, die mit Straftaten in Erscheinung treten. Die Gefahr, Suizid zu begehen, ist um den Faktor 12 erhöht: Knapp fünf Prozent der an Schizophrenie erkrankten Menschen sterben von eigener Hand.

Die meisten Menschen mit einer Erkrankung aus dem schizophrenen Formenkreis sind nicht gewalttätig. Dennoch ist das Risiko für schwere Gewaltstraftaten bei ihnen deutlich erhöht. Viele internationale Studien der letzten 20 Jahre haben das klar gezeigt. So steigt das Risiko für Frauen, Gewaltstraftaten zu begehen, infolge einer schizophrenen Psychose um das 4,5-Fache gegenüber gesunden Frauen. Bei Männern, die insgesamt in der Gruppe der Gewalttäter deutlich überwiegen, steigt das Risiko infolge einer Schizophrenie um den Faktor 1,2 bis 3. Dies betrifft vor allem schwere Gewaltdelinquenz, also versuchte und vollendete Tötungsdelikte wie in den beiden oben dargelegten Fällen. Dass es in beiden Fällen keine Toten gegeben hat, ist glücklichen Umständen zu verdanken, es hätte aber auch anders ausgehen können.

Für Tötungsdelikte steigt das Risiko Schizophrener gegenüber der Allgemeinbevölkerung um das Siebenfache und erhöht sich darüber hinaus noch einmal deutlich, wenn zusätzlich zur schizophrenen Psychose auch noch Rauschmittel wie Alkohol oder Drogen konsumiert werden.

Das Risiko, obdachlos zu werden, wie der Mann im zweiten Beispiel, ist bei einer schizophrenen Erkrankung ebenfalls erhöht, da das ständige Gefühl von feindseliger Beeinflussung und Nachstellung das eigene Zuhause zu einem Ort ständiger Qual werden lässt. Das psychotische Erleben führt dazu, dass man sich quasi aus dem Haus getrieben sieht und es nirgendwo mehr aushält.

Ich erinnere mich an eine Frau, die sich in ihrem Haus ständig lautstark mit Geistern oder Personen stritt, die natürlich nicht anwesend waren. Immer wieder fuhr sie mit ihrem Auto in den Wald, um dort zu übernachten und sich dem vermeintlichen Einfluss ihrer häuslichen Peiniger zu entziehen. An einem solchen Verhalten ist natürlich nichts strafbar, aber es macht verständlich, dass aus einer solchen inneren Not Situationen entstehen können, in denen der Betroffene das Gefühl hat, er müsse jetzt zum Angriff übergehen, um größeres Übel für sich selbst zu verhindern.

Typisch für Gewaltstraftaten Schizophrener sind deshalb plötzliche, für Außenstehende völlig unerwartete und nicht nachvollziehbare Ausbrüche tätlicher Aggression. Die Angriffe erfolgen schnell, sind massiv, und die Folgen für die Opfer reichen von leichter Körperverletzung über massive Schädigungen bis zum Tod. Fachleute sprechen von einem *threat control override*, also einem impulsiven Handeln aus einem überwältigenden Bedrohungserleben heraus. Was von außen eindeutig eine schwere Fremdaggression darstellt, ist aus der Sicht des erkrankten Täters eine Art Notwehr oder eine überlebenssichernde Selbstverteidigung.

Das Opfer kann in der Regel überhaupt nichts dafür, dass es angegriffen wird. Es genügt mitunter, zum falschen Zeitpunkt am falschen Ort zu sein, einen zufälligen kurzen Blickkontakt mit dem Betroffenen aufzunehmen, vielleicht auch einfach nur zu blinzeln, irgendeine Bewegung zu machen, die der »verrückte« Täter wahnhaft umdeutet und auf sich selbst bezieht. Personen, die zum sozialen Umfeld der Betroffenen gehören, können ebenso attackiert werden wie völlig fremde Passanten im öffentlichen Raum. Bis vor Kurzem konnte man mit einiger Sicherheit sagen, ob der gewalttätige Übergriff auf einen Fremden auf eine akute Psychose zurückzuführen ist. Doch in den Zeiten, in denen islamistisch radikalisierte Personen Einzelne attackieren, ist dies auf Anhieb nicht mehr so gut zu unterscheiden.

Eine andere Gruppe von Gewaltdelikten schizophrener Menschen entspringt einem systematischen Wahn, der die Tatplanung und die Opferwahl maßgeblich bestimmt. Anders als die impulsive Gewalt, die gewissermaßen von jetzt auf gleich ausbricht, handelt es sich hierbei um oftmals ziemlich gut geplante und vorbereitete Taten, bei denen das Opfer aus einer wahnhaften, unkorrigierbaren Überzeugung heraus ausgewählt wird. Häufig sind dies Personen aus dem unmittelbaren sozialen Umfeld des Erkrankten, vor allem die eigenen Eltern, aber es können auch Personen aus sozialen Hilfsdiensten sein wie Ärzte oder Betreuer. Besonders gefährlich sind in diesem Zusammenhang die Ideen von chronischer Vergiftung und Beeinträchtigung wie im Fallbeispiel von Carsten D. am Anfang dieses Kapitels, und nicht selten werden ausgerechnet jene Angehörigen Opfer schwerster Gewalt, die sich bis zuletzt um das schwer erkrankte und erheblich verhaltensauffällige Familienmitglied kümmern. Fatal sind auch wahnhafte Personenverkennungen, wenn zum Beispiel die eigene Mutter nicht mehr als solche erkannt wird, sondern für eine böswillige Doppelgängerin gehalten wird, die beseitigt werden muss.

Die dritte Gruppe von strafrechtlich relevantem Verhalten von schizophrenen Menschen ist unter dem Aspekt der Gefährlichkeit weitgehend unbedeutend. Sie umfasst Taten mit einer hohen Wiederholungsfrequenz, die sich der Kleinkriminalität oder der sogenannten Verwahrlosungskriminalität zuordnen lassen. Dazu gehören wiederholte Ladendiebstähle, Schwarzfahren oder Beleidigungen. Meistens gehen diese Delikte einher mit einem sozial randständigen Lebensstil, in den die Erkrankung die Betroffenen hat abgleiten lassen. Der Erkrankte wird obdachlos, kann sich nicht um die Bezüge von Sozialleistungen kümmern, weil das Denken und die Wahrnehmung mit psychotischen Themen besetzt und der Antrieb deutlich vermindert ist. Die Fähigkeit, den eigenen Tag zu strukturieren und seinem Leben einen Rhythmus zu geben, ist verloren gegangen, und so lebt der Betroffene auf der Straße, stiehlt in Läden, was er gerade im Augenblick zum Leben benötigt, fährt Bus oder Bahn ohne Fahrkarte, denn hier ist es warm und trocken.

Psychotisches Erleben ist quälend, und ein ernsthaftes Problem ist, dass die Erkrankten sich infolge ihrer Krankheitssymptome selbst nicht als krank erleben und sich deshalb oftmals lange Zeit sehr schwer damit tun, ärztliche Hilfe anzunehmen. Schwer kranken Personen gelingt es kaum, sich selbst um eine ärztliche Behandlung zu bemühen und Hilfe einzufordern. Das ist für Außenstehende kaum zu verstehen, denn bei körperlichen Erkrankungen erkennen wir alle, dass wir Beschwerden haben, die uns stören und die wir beseitigt wissen wollen.

Das ist bei einer Psychose anders. Die veränderte Wahrnehmung der Realität wird selbst Gewissheit. Stimmung, Antrieb und Impulskontrolle verändern sich. Die Betroffenen werden reizbar, aggressiv, enthemmt. Im Kontakt können sie unheimlich, schwer einschätzbar und bedrohlich wirken, wobei das Ausmaß der Bedrohlichkeit, das man als Gegenüber erlebt, durchaus als Spiegel für die innere Angst und das subjektive Bedrohungserleben des Betroffenen genommen werden kann.

Erklären Sie mal jemandem, der kleine Kinder für »Satanskinder« hält und deren Gekicher in einer feindseligen Weise auf sich selbst bezieht, dass er an einer Psychose leidet, dass seine Wahrnehmungen aus einem veränderten Stoffwechsel in seinem Gehirn resultieren und er dringend ärztlicher Behandlung bedarf. Oftmals braucht man Tage und Wochen, um einen Patienten davon zu überzeugen, in eine Behandlung einzuwilligen. Im Allgemeinen werden dabei Medikamente eingesetzt, die zur Regulierung des veränderten Gehirnstoffwechsels beitragen, sogenannte Antipsychotika. Diese können reich an Nebenwirkungen sein. Dass man zögert, Medikamente zu nehmen, die am Anfang womöglich sehr müde machen, die vor allem aber auch eine deutliche Gewichtszunahme oder Potenzbeschwerden bewirken können, ist gut verständlich. Bei den älteren Präparaten kamen noch neurologische Nebenwirkungen wie ein kleinschrittiges Gangbild, eine Steifigkeit der Gliedmaßen und eine quälende Beinunruhe hinzu. Moderne Präparate zeigen solche Nebenwirkungen deutlich seltener beziehungsweise kaum noch.

Ich vergleiche dies oft mit der Entscheidung eines Patienten, sich bei einer Krebserkrankung einer Chemotherapie zu unterziehen. Auch diese Medikamente haben mitunter sehr starke Nebenwirkungen, und eine Behandlung ist belastend. Trotz der vorhandenen Unterschiede wird aber dennoch deutlich, dass es im Falle sehr schwerwiegender Erkrankungen oftmals keine wirksame Alternative gibt; und auch wenn es im Alltag oft schwierig zu erkennen ist: Eine Psychose ist eine sehr ernst zu nehmende Erkrankung, die nicht nur unerträgliche, beängstigende und verstörende Wahrnehmungen und Denkmuster bedeutet, sondern auch zu einem langfristigen beträchtlichen Verlust des sozialen Fundaments führen kann.

Eine »Heilung« von Schizophrenie ist leider nicht möglich, aber durch eine umfassende Therapie lässt sich die Krankheit zumindest kontrollieren. Neben den Medikamenten steht dabei vor allem der Aufbau einer guten Arzt-Patienten-Beziehung im Vordergrund. Auch die Angehörigen des Erkrankten sollten frühzeitig über die Krankheit aufgeklärt und in die Therapie miteinbezogen werden. Es ist wichtig, mit ihnen auch darüber zu sprechen, was ein Wiederauftreten der Erkrankungsphasen begünstigen kann.

Die Betroffenen müssen lernen, möglichst rasch Frühwarnzeichen des Wiederauftretens der Psychose oder der Verschlechterung ihres psychischen Zustandes zu erkennen und darauf zu reagieren. Zusätzlich sind ein Training sozialer Fertigkeiten und des Umgangs mit Störungen der Informationsverarbeitung wesentlich. Schwere psychische Krankheiten wie Schizophrenie sind sehr mit Vorurteilen belastet, sodass zur Stigmatisierung durch die Gesellschaft oft auch die Selbststigmatisierung hinzukommt. Auch dies sollte in der Behandlung angesprochen werden.

Wie aber kommt eine solche Erkrankung zustande? Was passiert, dass Menschen sich so verändern? Man weiß, dass bei schizophrenen Psychosen sehr verschiedene Botenstoffsysteme im Gehirn gestört sind. Eine besondere Rolle spielt dabei das Dopamin. Ein Mangel an diesem Botenstoff ist für die parkinsonsche Erkrankung verantwortlich; liegt hingegen eine Überfunktion im dopaminergen System vor, dann wird man psychotisch. Drogen wie zum Beispiel Amphetamine bewirken eine Freisetzung von Dopamin im Gehirn und wirken daher psychoseauslösend.

Symptome wie Antriebsmangel und Beeinträchtigungen von Konzentration und Aufmerksamkeit hängen mit einer verminderten Aktivität im Bereich des Stirnhirns zusammen. Auch weiß man aus zahlreichen Untersuchungen mit bildgebenden Verfahren, dass bei Erkrankten das Gesamtvolumen des Gehirns etwas vermindert ist. Menschen mit einer Schizophrenie zeigen zudem Beeinträchtigungen, was die *Theory of Mind* angeht, also in der Fähigkeit, sich in andere Personen und ihre Überzeugungen hineinzuversetzen und deren Gefühle oder Absichten zu verstehen.

Schizophrenes Erleben und Verhalten ist demnach die Folge einer krankhaft veränderten Hirnfunktion. Cannabiskonsum steigert das Risiko, an einer Psychose zu erkranken; oder besser gesagt: Wenn man eine genetische Veranlagung zur Ausbildung der Erkrankung hat, dann steigert Cannabiskonsum die Wahrscheinlichkeit, dass die Erkrankung in Erscheinung tritt.

Lange Zeit ging man davon aus, dass besonders biografische Umbruchsituationen wie die Ablösung aus dem Elternhaus verbunden mit einem Ortswechsel wegen eines Studiums oder des Wehrdiensts oder Ähnlichem Auslöser der Erkrankung seien. Doch heute zeigt sich eher im Gegenteil, dass die frühen und noch sehr unspezifischen Symptome der Erkrankung tief greifende Umstellungen im Leben erschweren. Aus diesem Grund beeinflussen sich schwierige Lebensereignisse und Krankheitsverlauf gegenseitig negativ. Ein schwerwiegendes Lebensereignis, das über längere Zeit mit erheblichem psychosozialen Stress verbunden sein kann, ist Migration. Allerdings ist die Datenlage über eine höhere Häufigkeit einer Schizophrenie unter Migranten widersprüchlich. Das mag unter anderem an der diagnostischen Unsicherheit psychischer Erkrankungen bei

Menschen aus anderen Sprach- und Kulturkreisen liegen. Als gesichert gilt aber, dass chronischer Stress in tiefen Regionen des Gehirns, dem Hippocampus, zu einem Untergang von Zellen führt, wie man dies auch bei Schizophrenie findet.

Bleiben Menschen mit einer schizophrenen Erkrankung dauerhaft gefährlich? Nein, im Regelfall nicht. Wenn ein Betroffener in regelmäßiger ärztlicher Behandlung bleibt, wenn mit ihm gemeinsam eine Medikation gefunden ist, die möglichst gut und nebenwirkungsfrei vertragen wird, und die Lebensbedingungen stabil und einigermaßen stressfrei sind, dann besteht eine sehr gute Chance, sich im Leben wieder zurechtzufinden und auch nicht mehr straffällig zu werden. Nur ein kleiner Teil der Erkrankten ist so schwerwiegend in seiner Persönlichkeit verändert, dass eine chronische Reizbarkeit, ein chronischer Beeinträchtigungswahn und eine massiv gestörte Impulskontrolle dazu führen, dass auch über einen langen Zeitraum die Gefahr fremdaggressiven Verhaltens bestehen bleibt.

Eine immer wieder gestellte Frage ist, ob die Taten von Männern und Frauen unterschiedlich sind. Schwere Gewalttaten aufgrund eines akuten psychotischen Erlebens unterscheiden sich letztlich nicht sehr. Allerdings bedeutet eine schizophrene Erkrankung für Frauen ein noch deutlich gestiegenes Risiko, gewalttätig zu werden.

Ein etwas bizarres Beispiel dafür – zum Glück ohne größere Schäden – ist der Fall einer Lehrerin. Sie war an einer Psychose erkrankt, die sowohl schizophrene als auch manische Symptome aufwies: Sie hört Stimmen im Kopf, die ihr im Alltag Befehle erteilen, aber auch Witze erzählen. Sie ist zumeist in deutlich gehobener Stimmung, lacht viel, schläft wenig, ist dabei aber auch sehr schnell reizbar. Sie war bereits einmal in stationärer psychiatrischer Behandlung, hatte aber, nachdem es ihr eine Weile sehr gut gegangen war, die Medikamente abgesetzt und angefangen, regelmäßig Wein zu trinken. Eines Tages bezieht sie das Gesagte, die Mimik und Gestik eines bekannten Showmasters im Fernsehen auf sich und ist sich sicher: Jedes Wort, jeder Schritt, jede Geste, jedes Lächeln des Mannes im Fernsehen, ist ihr und nur ihr allein gewidmet. Sie sind ein Paar, und keiner weiß es.

Zunächst versucht sie, schriftlich mit dem »Geliebten« in der Ferne Kontakt aufzunehmen. Als Fan kauft sie sich eine Eintrittskarte für eine seiner Shows, stört aber dort durch bizarre, unverständliche Zwischenrufe die Veranstaltung und wird von Sicherheitskräften hinausbegleitet. Schließlich recherchiert sie den Wohnsitz des Prominenten und ist sich sicher, dass sie sich durch die Widrigkeiten, die ihr diese Sicherheitskräfte in den Weg gelegt haben, nicht aufhalten lassen sollte. Sie steckt unter anderem ein Messer, einen Hammer sowie Klebeband in ihren Rucksack und steht plötzlich im Garten des Showmasters. Was sie eigentlich genau mit diesen Werkzeugen beabsichtigt hat, bleibt ein wenig vage.

Dennoch gibt es Hinweise darauf, dass sie vorhatte, notfalls mit Nachdruck den Showmaster von ihrer gemeinsamen Liebe zu überzeugen.

Dieser Fall verweist auch auf ein anderes Störungsbild, dass im Einzelfall ebenfalls für schwere gewalttätige Übergriffe verantwortlich sein kann: die anhaltende wahnhafte Störung. Der obige Fall ist wegen der Halluzinationen, der manischen Symptome und dem phasenhaften Verlauf sicher einer Schizophrenie zuzuordnen. Bei der wahnhaften Störung fehlen typische schizophrene Symptome wie Halluzinationen oder ausgeprägte Denkstörungen, die zu völlig verworrenen Reden führen können.

Die wahnhafte Störung wurde um die Wende vom 19. zum 20. Jahrhundert vom deutschen Psychiater Emil Kraepelin als Paranoia bezeichnet. Allerdings geht es bei dieser Erkrankung nicht um bizarre, kulturell völlig unangemessene wahnhafte Überzeugungen, wie wir sie bei der Schizophrenie finden, sondern um eher dem allgemeinen Leben entstammende Wahnthemen wie beispielsweise Liebe, Eifersucht, Übervorteilung oder Hypochondrie. Kennzeichnend ist auch hier der unerschütterliche und durch kein logisches Gegenargument der Welt anzufechtende Glaube an einen bestimmten Sachverhalt. Ein Wahn ist für den Betroffenen in jeder Hinsicht Wirklichkeit: Es bedarf keiner Beweisführung, der Wahnkranke »weiß«, dass er im Recht ist. Im Zweifelsfall gehört jeder, der ihn vom

Gegenteil zu überzeugen versucht, einer feindlichen Gegenseite an.

Symptome der Schizophrenie wie Sinnestäuschungen oder formale Denkstörungen fehlen. Verhalten und Erscheinungsbild des Betroffenen ist unauffällig, den Alltag kann er ohne größere Probleme bewältigen. Der Wahn betrifft nur ein einziges bestimmtes Thema oder einen bestimmten Themenkomplex, und nur dann, wenn dieser angesprochen wird, zeigt sich das Krankheitsbild.

Strafrechtliche Bedeutung gewinnt die Erkrankung dann, wenn infolge des Wahns bestimmte Personen entweder ohne deren Einverständnis aufgesucht und belästigt werden wie zum Beispiel beim Liebeswahn oder aber wenn bestimmten Personen in feindlicher Absicht nachgestellt wird, weil der Erkrankte der Überzeugung ist, dass die widrige Lebenssituation, in der er sich subjektiv wähnt oder objektiv befindet, durch ebendiese Person verursacht worden ist. Wahnhafte Störungen sind deutlich seltener als schizophrene Erkrankungen. Nur 0,18 Prozent der Bevölkerung leiden an ihr – wobei Sie sicher sein können, dass die Betroffenen das von sich selbst nicht behaupten würden. Wer sagt, er habe eine »wahnhafte Störung«, hat keine.

Straftaten, die in diesem Zusammenhang geschehen, sind häufig sorgfältig geplant. Beim Eifersuchtswahn kann die Gewalttat den vermuteten (aber nicht vorhandenen) Nebenbuhler, also einen völlig Unbeteiligten, ebenso treffen wie den (vermeintlich) untreuen Partner selbst. Beim Querulantenwahn stehen nicht selten Juristen im Fokus nachhaltig aggressiver Rachefantasien. Beim Liebeswahn fallen vor allem Stalking-artige Verhaltensweisen auf, weil der Erkrankte überzeugt ist, dass er von einer anderen Person geliebt wird, so wie er diese Person »liebt«. Alles, was diese Person tut oder unterlässt, wird als Liebesbeweis gedeutet. Jede Beschimpfung, jeder unflätige, am Rande des Nervenzusammenbruchs stehende Versuch, den Nachsteller in die Flucht zu schlagen und zu vergraulen, wird wahnhaft umgedeutet: Die geliebte Person muss sich so verhalten, um die geheime Liebe Dritten gegenüber nicht zu verraten. Die Schimpferei gilt nicht ihm selbst, sondern ist eigentlich an die Umgebung adressiert.

Ich erinnere mich an einen Mann mittleren Alters, der sich unsterblich in eine junge Apothekenhelferin verliebt hatte und der unkorrigierbaren, wahnhaften Gewissheit war, dass auch sie ihn liebe und dass die beiden eine ideales Paar wären. Seine Kontaktaufnahme zu ihr begann er damit, dass er jeden Tag in der Apotheke eine Kleinigkeit kaufte, ein Tütchen Gummibärchen oder ein wenig Kräutertee, und stets nur von ihr bedient werden wollte. Das ging einige Tage so, und allmählich wurde es der Apothekengehilfin lästig und peinlich. Sie bat ihren Chef, mit dem Mann zu reden. Das tat dieser auch, aber es half nichts. Der Mann ging dazu über, Schutzumschläge von Büchern, die ihm wichtig erschienen, mit Ausrufezeichen und Herzchen zu versehen und ihr zu überreichen. Er fotografierte Blumen am Wegesrand und legte die Fotos seinen Geschenken bei. Einmal schnitt er mit einem Rasenmäher in einem fremden Garten ein großes Herz in den Rasen und fotografierte es für die junge Frau.

Schließlich bekam der Mann durch den Apotheker Hausverbot. Das führte dazu, dass er nunmehr mit seinem Fahrrad vor der Apotheke hin und her fuhr. Über Stunden beobachtete er die Frau und fuhr ihr nach, wenn sie nach Feierabend zu ihrem Auto lief. Er legte ungebeten Blumen am Auto ab, folgte ihr, entdeckte unglücklicherweise ein Plakat in der Kleinstadt, das ein Konzert des lokalen Kirchenchors ankündigte und unter anderem auch jene Frau aus der Apotheke zeigte. Er tauchte zum Konzert auf, stand bei ihr vor der Tür, ließ sich durch ihren Verlobten nicht verscheuchen, steckte Prügel ein und blieb hartnäckig. Die Frau schrie und tobte, konnte nicht mehr schlafen, die Beziehung zu ihrem Verlobten geriet in eine Krise, sie vermochte kaum, aus dem Haus zu gehen, wurde letztlich über Wochen hinweg krankgeschrieben.

Schließlich stellte sie gegen den Mann Strafanzeige wegen Stalkings, und er wurde aufgrund des Verdachtes, an einer psychischen Erkrankung zu leiden, vorübergehend zur Begutachtung in eine Forensische Klinik eingewiesen. Als ich im Rahmen meines Gespräches mit ihm fragte, wie er denn die wiederholten sprachlich drastischen Beleidigungen, das Schreien und Weinen der Frau ihm gegenüber interpretiert habe, lächelte er mich an: »Ich habe ihr ihr Verhalten nicht übel genommen, denn das sind Widrigkeiten, die wir gemeinsam meistern müssen. Es sind Prüfungen ...« Aber die Frau habe ihn doch sehr beleidigt, oder? Wieder lächelte er gütig: »Ich muss die Prüfungen bestehen, und ich weiß, dass sie das nur sagt, weil es andere Kräfte gibt, die unsere Liebe stören wollen. Sie muss das sagen, aber sie meint es nicht so. Ich weiß es. Und wenn ich die Prüfungen bestehe, dann werden wir sehen ...« Woran er denn merke, dass die Frau ihn liebe, wollte ich wissen, wenn sie ihn doch als »durchgeknalltes Arschloch, Wichser, Penner« bezeichne und auch Strafanzeige gegen ihn gestellt habe? »Ich sehe es an ihren Gesten und in ihrem Blick.«

Der Mann kam vor Gericht und wurde wegen einer wahnhaften Störung in eine Forensische Psychiatrie eingewiesen und blieb viele Jahre dort.

Aber nicht nur vermeintliche Liebe, auch Hass kann Triebfeder des wahnhaften Verhaltens sein. Dies erleben auch diejenigen, die in der Psychiatrie tätig sind. Immer wieder sind sie Zielscheibe tätlicher Gewalt oder zumindest Adressat wüster Beschimpfungen und verbaler Bedrohungen. Seit Jahren erhalten viele Kollegen in etlichen Psychiatrien sowie ich selbst mehrfach im Monat E-Mails von einem Herrn, den ich niemals kennengelernt habe und der auch nie in einer Klinik war, in der ich selbst je tätig gewesen bin. Ich nenne ihn hier Thorsten G.

Thorsten G. hat mich vor Jahren in den Verteiler seiner E-Mails mit aufgenommen. Er behauptet fälschlicherweise, in Forensischen Kliniken gewesen zu sein, und die mit Ausrufezeichen versehenen Befehle, ihn »in Ruhe zu lassen!«, und die Feststellung »Dummes Zeug, was ihr da macht« sind ohne Zweifel die freundlicheren Bestandteile seiner Schreiben. Drastischer werden die Äußerungen, wenn er erklärt: »Euch sollte [man] meiner Meinung nach die Kehle durchschneiden und zwei heiße Bügeleisen an die Backen halten und mit dem nackten Hintern auf eine heiße Herdplatte setzen. Die Augen mit einer Fräse durchbohren. Anschließend an die Schweine zum Fraß verfüttern.« Wohlgemerkt: Ich kenne diesen Mann nicht, habe ihn nie gesehen, nie gesprochen, war nie für seine Behandlung zuständig oder letztverantwortlich, und vielen anderen psychiatrischen Kollegen geht es ebenso.

Aus der Gesamtschau der E-Mails ergibt sich für mich, dass Thorsten G. ein Mann ist, dessen Lebensweg vermutlich schicksalhaft durch eine schwere psychische Erkrankung geprägt ist. Aus anderen E-Mails lässt sich herauslesen, dass er das Gefühl hat, Ärzte und Psychologen stellten ihm mithilfe übersinnlicher Fähigkeiten nach, suchten ihn heim, quälten ihn und versuchten, ihn aus der Ferne zu beeinflussen. Thorsten G. leidet. Stünde er allerdings mit einschlägigen Vernichtungswünschen plötzlich doch mit einer Kettensäge vor einer Klinik, müsste man angesichts seiner zahllosen E-Mails wohl besser die Polizei rufen.

KAPITEL 2:
SEXUELLE GEWALT

Kaum ein Bereich der Kriminalität beschäftigt uns in Gesellschaft und Medien so stark wie sexuelle Gewalt. Das liegt vermutlich unter anderem an den im Einzelfall schwerwiegenden psychischen Folgen für die Opfer. Insbesondere schwere sexuelle Gewaltdelikte wie Vergewaltigungen oder gravierender Kindesmissbrauch können zu tiefer Traumatisierung führen. Nicht zuletzt dürfte auch der Voyeurismus, der bei *Sex and Crime* immer gegeben ist, zur besonderen öffentlichen Wahrnehmung beitragen. Das Thema berührt deutlich mehr als andere Formen der Kriminalität unser persönliches Normen- und Wertesystem und unterliegt stärker dem gesellschaftlichen Wandel als beispielsweise die Haltung zu Eigentums- oder auch Tötungsdelikten.

Ist die junge Frau, die spätabends zu Fuß nach Hause geht, nicht doch leichtsinnig? Ist der Täter oder das Opfer schuld? Als es in der Silvesternacht 2015/2016 in Köln am Hauptbahnhof und auf der Domplatte zu zahlreichen sexuellen Übergriffen kam, vor allem durch Männer aus dem nordafrikanischen und arabischen Raum, wurde das Thema regelrecht zum gesellschaftspolitischen Sprengstoff. In der Diskussion kamen viele verschiedene Positionen zu Wort, leider kaum eine, die die verschiedenen Aspekte dieses eindeutig unduldbaren Phänomens zu integrieren versuchte. Auf die unterschiedlichen Aspekte werden wir noch zurückkommen.

Dass die Silvesterübergriffe so massiv die politische Diskussion über Wochen bestimmten, ist unter anderem als Zeichen eines gelungenen Wandels der allgemeinen Einstellung gegenüber sexueller Gewalt zu verstehen. Unser gewachsenes Unrechtsbewusstsein bei diesem Thema ist das Ergebnis eines viele Jahrzehnte umfassenden gesellschaftlichen Wandels. 1951 schrieb ein Herr Kreuzhage in der Fachzeitschrift *Kriminalistik*, bei »keinem anderen Delikt kann man so häufig feststellen wie gerade bei einem Sittlichkeitsdelikt, dass auch das Opfer ein gut Teil Schuld trifft. Hier bewahrheitet sich die alte kriminalistische Erfahrungstatsache, dass das Opfer einer Straftat in vielen Fällen die Causa für die Tat setzt.« Im weiteren Verlauf des Artikels lässt sich jener Herr Kreuzhage dann höchst blumig und ausführlich über junge Mädchen in kurzen Hosen und Röcken aus – beim

Lesen gewann ich deutlich den Eindruck, dass der Verfasser sich seinerzeit ziemlich in Erregung schrieb ... Heute dürfte man damit nicht mal mehr an so manchem Stammtisch punkten können.

Wir sollten uns aber klarmachen, dass die Grundhaltung zu sexueller Gewalt in unserer Gesellschaft erst seit knapp 20 Jahren eine sehr deutliche Veränderung erfahren hat. Als 1995 die Vierte Weltfrauenkonferenz stattfand, meldeten nach einer einstimmigen Verabschiedung des Schlussdokuments sowohl einige islamisch als auch einige katholisch geprägte Länder Vorbehalte gegen das sexuelle Selbstbestimmungsrecht an. Für die sehr jungen Leserinnen und Leser unter Ihnen mögen diese 22 Jahre eine Ewigkeit her sein, aber Menschen, die heute 40 Jahre sind, waren damals gerade volljährig. Auch 1995 war nicht mehr Mittelalter. Erst am 9. Mai 1996 wurde bei uns mit der Neufassung des § 177 StGB der Straftatbestand der Vergewaltigung in der Ehe eingeführt. Die Zustimmung zu diesem Schritt war sowohl bei Frauen als auch bei Männern enorm hoch.

Im Hellfeld, also bei den zur Anzeige gebrachten Straftaten, machen Sexualstraftaten nur 0,8 Prozent aus. Das Dunkelfeld, die nicht zur Anzeige gebrachten Taten, liegt deutlich höher. Man geht davon aus, dass insgesamt nur knapp acht Prozent aller Taten, die vom Strafgesetzbuch als Delikte gegen die sexuelle Selbstbestimmung erfasst werden, überhaupt zur Anzeige gelangen. Ob eine Tat angezeigt wird, hängt insbesondere von deren Schwere ab und von der Beziehung zwischen Täter und Opfer, aber auch von der eigenen Scham und der Haltung der Umgebung, in der man lebt. Sexuelle Belästigungen oder Beleidigungen auf sexueller Grundlage kommen zum Beispiel nur sehr selten zur Anzeige, weil die Belästigten das Täterverhalten nicht als sonderlich gravierend einstufen. Die Bereitschaft, schwerwiegende Delikte anzuzeigen, hat jedoch deutlich zugenommen.

Die Scham und nicht zuletzt auch ein rigides Umfeld, das den Opfern lange Zeit überhaupt kein Gehör zu schenken bereit war, hatten unter anderem dazu geführt, dass die Missbrauchsskandale in Internaten und anderen Einrichtungen erst in den letzten Jahren an die Öffentlichkeit gelangten. Kinder sind heute durch Aufklärungs- und Pädagogikkampagnen wie »Mein Körper gehört mir« sehr viel besser als früher vor lang anhaltenden Missbrauchshandlungen geschützt, weil ihnen sehr viel eher Glauben geschenkt wird, wenn sie ihren Eltern von unangenehmen Berührungen oder Zudringlichkeiten eines Erwachsenen berichten. Vor 40 Jahren gab es eine Ohrfeige – und zwar für das Kind. Damit war die Sache abgeschlossen.

In Paarbeziehungen spielen zudem persönliche, emotionale Abhängigkeiten und Loyalitäten eine bedeutende Rolle wenn nicht sogar reine Angst vor dem Partner den Gang zur Polizei versperrt. Vor allem aber dulden Beziehungspartner zum Teil erstaunlich lange schwere Gewalt, weil sie sich immer wieder einreden oder auch einreden lassen, dass sich der gewalttätige Freund schon noch ändern werde, dass er es nicht so gemeint habe oder dass der Alkohol schuld gewesen sei. Manchmal bleiben Frauen auch bei ihren Partnern, weil der Freundeskreis schon zu Beginn der Beziehung vor dem Mann gewarnt hat und sie diesem jetzt nicht die Genugtuung geben wollen, dass sie sich vor lauter blinder Liebe geirrt haben.

Insgesamt ist der Begriff »Sexualstraftat« nur ein Oberbegriff für ein sehr breites Spektrum von Übergriffen. Man unterscheidet die sogenannten *Hands-off-* von den *Hands-on-Delikten*, also jene, die auf Distanz ausgeübt werden wie beispielsweise Exhibitionismus, von jenen, die den direkten Kontakt mit dem Opfer bedingen. Diese reichen von Berührungen bis hin zu schweren körperlichen Misshandlungen.

Aus forensisch-psychiatrischer Sicht geht es bei vielen Sexualstraftaten gar nicht in erster Linie um Sexualität, sondern um eine sexualisierte Gewalt. Dies ist also gewissermaßen ein thematisches Feld, in dem sich Gewaltbereitschaft und Gewalttätigkeit ausdrücken. Sexualstraftaten sind also Gewalttaten auf dem Gebiet des Sexuellen. Aber wenn nicht Sexualität das Zentrale ist, was dann? Im Einzelfall geht es um Macht, um Dominanz, um das Erleben der eigenen Durchsetzungsstärke. Es geht damit auch um ein fehlgeleitetes Bemühen, Kränkungen und Selbstwertdefizite als Mann zu kompensieren.

Eine kleinere Tätergruppe ist regelrecht erfüllt von Wut und Hass auf Frauen und projiziert die eigenen Probleme im Leben auf eine vermeintliche Bevorzugung von Frauen in der Gesellschaft. Diese Täter neigen zu Tatserien und haben immer wieder das Bedürfnis, die in ihnen aufsteigende und gärende Unzufriedenheit durch Vergewaltigungen an Frauen auszuagieren. Die Leidtragenden können dabei völlige Zufallsopfer sein, und die Taten sind oftmals gekennzeichnet durch ein besonderes Ausmaß an Gewalt, das weit über die Gewaltausübung hinausgeht, die zum reinen Erzwingen des Geschlechtsverkehrs notwendig wäre.

Manchmal handelt es sich auch schlichtweg um ein fragwürdiges Geschlechterverhältnis oder einfach um eine Gelegenheit, bei der der Täter sich gute Chancen auf einen sexuellen Übergriff ausrechnet, ohne sich vor einer Anzeige fürchten zu müssen.

Andere forensische Experten betonen explizit das Gegenteil dieser Einordnung von Sexualdelikten. Sie weisen auf den Umstand hin, dass es um das möglichst einfache Befriedigen von Begehren geht. Beides ist richtig, trifft aber auf unterschiedliche Tätertypen zu, somit sind beide Positionen kein Widerspruch. Beruflich habe ich weitaus häufiger mit den Tätern zu tun, bei denen Hass und Wut, Dominanz- und Machtbedürfnis oder auch eine antisoziale Grundhaltung vorherrschen. Hinzu kommen Täter mit sexuellen Präferenzen, die gewissermaßen ohne Verstoß gegen das Strafgesetzbuch nicht auslebbar sind.

Kurzum: *Den einen Typus* Sexualstraftäter gibt es nicht. Vielmehr handelt es sich um eine ausgesprochen unterschiedliche Tätergruppe.

Längst nicht jeder Sexualstraftäter ist aus psychiatrischer Sicht krank. Bei rund einem Drittel der Täter lässt sich keine Diagnose feststellen, und nur zehn Prozent aller zu einer Freiheitsstrafe verurteilten Sexualstraftäter werden in die Forensische Psychiatrie eingewiesen. Die allermeisten sitzen also mit zeitlich befristeten Haftstrafen im Gefängnis. Viele von ihnen weisen eine sozial gestörte Biografie in Kindheit und Jugend auf. Von Vergewaltigern weiß man, dass sie häufiger auch mit anderen Gewalttaten auffällig wurden, während dies bei pädophilen Tätern deutlich seltener der Fall ist. Sexualstraftäter, die Gewaltdelikte gegen Erwachsene ausüben, sind deutlich häufiger dissozial.

Unter Dissozialität versteht man ein Denk- und Verhaltensmuster der Persönlichkeit, das sich ganz klar zum Recht des Stärkeren bekennt und rücksichtslos gegen andere die eigenen Interessen durchsetzt. Dissoziale Menschen begehen wiederholt alle möglichen Straftaten und lassen sich auch durch die Androhung von Strafe oder durch strafrechtliche Sanktionen nicht davon abbringen oder beeindrucken. Sie haben kein Mitleid mit anderen, sind aber häufig ausgesprochen empfindlich, wenn sie sich selbst mit Einschränkungen arrangieren müssen. Ihr Lebensmotto ist, dass der Mensch dem Menschen ein Wolf ist; deswegen streben sie danach, der Leitwolf zu sein. Häufig haben sie zudem ein Alkohol- und Drogenproblem, was ihre Impulsivität und ihre Gewaltbereitschaft noch erhöht.

Pädophile Täter sind dagegen oftmals eher unsicher und konfliktvermeidend.

Explizit um sexuelle Belange geht es bei Tätern mit einer paraphilen Störung. Darunter versteht man Menschen, die – zumeist seit der Pubertät oder dem Heranwachsen – abweichende sexuelle Vorlieben haben, die mitunter zu Straftaten führen können. Ganz allgemein versteht man unter einer Paraphilie intensive, wiederkehrende, sexuell erregende Fantasien oder dranghafte Bedürfnisse, die mindestens sechs Monate lang bestehen und sich entweder auf nicht menschliche Objekte beziehen, auf Kinder oder andere nicht einwilligungsfähige Personen oder das Leiden und die Demütigung der eigenen Person oder eines Dritten einschließen. Zu einer paraphilen Störung wird diese abweichende Präferenz dann, wenn eine Person geschädigt wird oder aber der Betroffene selbst unter ihr leidet. Das bekannteste Beispiel für eine strafrechtlich relevante Paraphilie ist die Pädophilie.

Um Sexualstraftaten kriminologisch und forensisch-psychiatrisch einordnen zu können, muss man die Persönlichkeit des Täters, seine Fähigkeit zur Impulskontrolle, das Ausmaß von Aggressivität und das Vorhanden- beziehungsweise Nichtvorhandensein einer sexuellen Paraphilie untersuchen. Eine Paraphilie kann sich auf das körperliche Entwicklungsalter der bevorzugten Personen (also Kleinkind, Kind, Jugendlicher, Erwachsener vor dem Seniorenalter oder im Seniorenalter) sowie auf die bevorzugten Praktiken beziehen. Die Präferenz eines Geschlechtes gehört zur Beschreibung der sogenannten Präferenzstruktur, hat aber (heute glücklicherweise) nichts mit einer Paraphilie zu tun.

Man unterscheidet also Taten, die aufgrund einer strafrechtlich relevanten sexuellen Bedürfnisstruktur begangen werden, von jenen, die jemand begeht, weil er sich schlichtweg nicht an Regeln und Gesetze hält. Warum diese ganzen Unterscheidungen? Beim »Wegsperren für immer« braucht man das doch nicht. Stimmt. Aber das »Wegsperren für immer« ist mit einer rechtsstaatlichen Begründung nur in sehr speziellen Fällen überhaupt möglich, was ganz entschieden im Sinne des Rechtsstaates ist. Solche Unterscheidungen spielen darum vor allem für die Beurteilung der langfristigen Rückfallgefahren und für kriminaltherapeutische Ansätze eine bedeutsame Rolle, die wiederum das Ziel verfolgen, die Zahl der Rückfälle effektiv zu senken.

Bislang haben wir noch nicht über die Motive für sexuelle Gewalt gesprochen. Es gibt hiervon einen ganzen Katalog: Bindungsprobleme, Selbstwertprobleme, Abwehr von Depression und dem Erleben von Leere, Langeweile, Enthemmung unter Drogeneinfluss, Ausnutzen von Gelegenheiten, Dominanzstreben, Kränkung, Wut und Rache, rücksichtslos-antisoziale Grundhaltung und nicht zuletzt – zum Beispiel in Kriegsgebieten – der bewusste Einsatz sexueller Gewalt zur Demütigung des Gegners. Zu solchen motivischen Hintergründen und Bedürfnissen kommen akute Einflussfaktoren hinzu wie Ärger mit der Partnerin oder im Beruf, Alkohol- und Drogenkonsum, Einsamkeit und vieles Weitere.

Die nachfolgenden Dialoge sollen Ihnen einen Eindruck geben von den Untersuchungsgesprächen, wie ich sie mit Männern, die wegen Vergewaltigungsdelikten in Untersuchungs- oder Strafhaft sitzen, oft führe. Meine Fragen sind jeweils kursiv gedruckt.

Martin P., ein Mann Anfang 30, Industriemechaniker von Beruf, entstammt geordneten Verhältnissen. Der Vater ist bei der Bundeswehr, die Mutter Sekretärin. Mit seinem vier Jahre jüngeren Bruder wuchs er zu Hause auf, durchlief die Schule und die Lehre ziemlich problemlos. Martin P. hat Freunde, eine Freundin und ist Mitglied bei der Freiwilligen Feuerwehr. Bis auf eine Schulhofprügelei im Alter von 14 Jahren und ein frisiertes Mofa mit 16 gab es in der Jugendzeit keine Auffälligkeiten. Vor mir sitzt ein Mann mit gepflegtem Kurzhaarschnitt, rasiert, der vielleicht ein bisschen zu viel Rasierwasser aufgetragen hat und ein Hemd mit Karomuster über einem T-Shirt und Jeans trägt. Er wirkt ein wenig beklommen, begrüßt mich aber freundlich und setzt sich abwartend auf den Stuhl gegenüber. Martin P.

hat bereits eine dreijährige Haftstrafe wegen Vergewaltigung verbüßt und sitzt jetzt wegen des erneuten Versuches einer Vergewaltigung in Untersuchungshaft. Er soll mit einer ihm nur oberflächlich bekannten Frau in einer Kneipe gemeinsam gezecht und sich dann als Wegbegleitung nach Hause angeboten haben. In einem Park soll er sie dann in ein Gebüsch gestoßen und versucht haben, ihr die Kleidung herunterzureißen. Durch einen herannahenden Passanten, der seinen Hund ausführte, wurde er in die Flucht geschlagen und kurze Zeit später festgenommen.

Zunächst beginne ich solche gutachterlichen Untersuchungsgespräche – egal ob sie der Feststellung der Schuldfähigkeit oder zur Erstellung eines Risikoprofils, der sogenannten Gefährlichkeitsprognose, dienen – immer mit der Erhebung der gesamten biografischen und sozialen Anamnese. Ich frage also erst mal nach der Herkunftsfamilie, nach der Kindheit und Jugend, der genossenen Erziehung, Heimaufenthalten, dem Schul- und Ausbildungsverlauf, nach Freundeskreisen, Hobbys, schweren biografischen Krisen, nach Alkohol- und Drogenkonsum und Ähnlichem. Erst sehr viel später, zumeist erst beim zweiten oder auch dritten Gesprächstermin, komme ich auf die Erhebung der Sexualanamnese und die Besprechung der vorgeworfenen oder abgeurteilten Delikte zu sprechen. Der Grund für das langsame Vorgehen liegt darin, dass diese Themen für die betreffende Person zumeist schamhaft besetzt sind und es einer gewissen gewachsenen, vertrauensvollen Gesprächsatmosphäre bedarf, in der sich der Proband gut aufgehoben fühlt. Gleichzeitig weise ich ihn dennoch darauf hin, dass ich als Gutachterin dem Auftraggeber (also Gericht, Staatsanwaltschaft oder Gefängnis) gegenüber nicht der ärztlichen Schweigepflicht unterliege und alle Angaben auch zur Gutachtenerstellung Verwendung finden.

―――

»Lassen Sie uns jetzt zu Ihrer ersten Tat kommen.«
Martin P.: »Sie meinen die Sache mit der Frau auf dem Parkplatz vor vier Jahren?«
»Die meine ich. War das denn Ihre erste Tat?«
»Ja. Vorher war nichts. Echt nicht … Also, ich war mit meiner damaligen Freundin auf dem Schützenfest, und meine Freundin und ich hatten im Laufe des Abends Streit, weil sie dort nur mit ihren Freundinnen abgehangen hat. Ich hab mich gefühlt wie das siebte Rad am Wagen … Ich hatte auch einiges getrunken … Es gab Streit, und dann hat sie mich auch noch provoziert, dass ich doch nach Hause fahren soll … Ich bin dann aus dem Festzelt raus und in Richtung Parkplatz … Ich wollte auch nach Hause. Ich war sauer, der

Abend war für mich gelaufen ... Fahren konnte ich nicht mehr, und ich dachte, ich schau mal, ob mich jemand mitnimmt. Dann bin ich also dahin, und da habe ich die Frau gesehen, die zu ihrem Auto ging. Ich bin dann auf sie zu.«

»*Kannten Sie die Frau denn?*«

»Nee, die kannte ich vorher nicht. Aber auf dem Land, da sind die Leute ja gefälliger ... Ich bin zu ihr hin, da setzte sie sich gerade ins Auto rein und wollte die Tür zumachen. Die habe ich dann festgehalten und sie angesprochen. Ich habe gefragt, wo sie denn hinwill und ob sich mich mitnehmen kann, ich könnt nicht mehr fahren und wolle nach Hause. Meine Freundin wär noch im Zelt ... Das hat sie erst nicht gewollt und hat abgelehnt, ich bin aber hartnäckig geblieben.« (Martin P. lacht kurz ein wenig verschmitzt.) »Ich geb ja nicht so schnell auf ... Und ich denke, weil ich ihr gesagt habe, dass ich eine Freundin habe, hat sie mir auch vertraut.«

»*Und dann?*«

»Dann bin ich eingestiegen, und wir sind losgefahren. Wir haben uns unterhalten. Normal halt, ganz nett ...«

»*Wann kam Ihnen denn der Gedanke, dass Sie die Situation zum Sex nutzen wollten?*«

»Eigentlich so richtig erst auf der Landstraße. Ich war erst noch innerlich sauer auf meine Freundin. Dann war da die nette Frau im Auto, und ich wollte den Abend nicht so beenden, ich wollte noch ein bisschen Spaß haben. Ich hab dann meinen Ärger beiseitegeschoben und habe gedacht: Schwamm drüber, jetzt mach ich mir auch noch 'nen schönen Abend. Ich fand, dass sich das gut anließ mit ihr. Wir haben uns nett unterhalten, und ich fand sie sehr sympathisch. Dann habe ich ihr gesagt, sie solle mal anhalten, ich müsste mal austreten. Das fand sie schon komisch, das habe ich gemerkt. Da war ja sonst niemand. Und ich bin dann raus aus dem Wagen, einmal rum zu ihr, habe die Tür an ihrer Seite aufgemacht und sie rausgeholt und sie so in den Arm genommen und bin mit ihr in den Wald ...«

»Sie sagten, Sie fanden sie nett und dann überlegen Sie sich einen Vorwand?«

»Also das mit dem Austreten war natürlich ein Vorwand. Ich wollte nur, dass sie anhält. Ich konnte ja schlecht ins Lenkrad greifen. Erstens war ich nicht nüchtern, und zweitens wäre das ja auch für uns beide gefährlich geworden. Also ging das nur so ... Aber ich habe immer beruhigend auf sie eingeredet, dass ich ihr nichts tue und dass ihr nichts passiert, wenn sie mitmacht.«

»*Sie sprechen von ›in den Arm nehmen‹ und davon, dass ein Eingriff in die Autofahrt ›für Sie beide‹ gefährlich geworden wäre. Sie sagen, dass Sie die Frau aus dem Auto ›rausgeholt‹ haben, aber wenn ich es im Urteil richtig verstanden habe, dann haben Sie sie aus dem Auto gezerrt, ein Stück weit unter den Arm genommen und mitgezerrt und dann an den Haaren tiefer in den Wald gezogen. Richtig? Wann hatten Sie denn nun zum ersten Mal überhaupt die Idee, an dem Abend mit einer fremden Frau Sex zu haben?*«

»Ja, schon ... Also wenn ich ehrlich bin, hatte ich den ersten Gedanken an Sex mit einer fremden Frau schon so ganz flüchtig, als ich sie auf dem Parkplatz sah. Aber da dachte ich mir, vielleicht kann ich sie ja noch auf ein Bier zu mir einladen.«

»*Was meinen Sie, wie beruhigend wirkt denn eine Person, die das tut, erst mal grundsätzlich auf einen fremden Menschen?*«

»Ich weiß, das war nicht richtig. Ich denke schon, dass sie Angst hatte, aber darauf kam es mir nicht an. Ich wollte eigentlich nur die Situation ausnutzen und meinen Willen durchsetzen. Ich wollte mich auch nicht so abspeisen lassen. Da nimmt sie mich schon nachts mit im Auto ...«

»*Hat Ihnen die Angst der Frau eigentlich zusätzlich Lust bereitet?*«

»Nee, das nicht. Also Angst reizt mich gar nicht. Sie soll ja mitmachen. Ich würde eher sagen, ich habe mich von ihrer Angst nicht von meinem Vorhaben abbringen lassen. Dass die Angst hatte, habe ich eher ausgeblendet.«

Im weiteren Verlauf eines solchen Gespräches geht es um die Tathandlung und die forensisch-psychiatrische Einordnung der Tat im Hinblick auf die persönlichkeitsstrukturellen Faktoren des Täters oder auch im Hinblick auf sogenannte paraphile Motive, also auf explizit sehr abweichende sexuelle Wünsche und Handlungen. Es geht dabei um den Tatablauf sowie die Tatdetails des Täterverhaltens und seine Reaktion auf das Opfer. Zudem spielen die Denkweise und die Grundannahmen des Täters eine Rolle.

Bei Martin P. handelt es sich um einen Tätertypus, der Sexualität vor allem nutzt, um Kränkungen und subjektiv empfundene Zurückweisungen zu kompensieren. In einer Mischung aus Dissozialität und Narzissmus schafft er aktiv Gelegenheiten, in denen er Frauen leicht in seine Gewalt bringen kann. Durch das Erzwingen von Sex ist er in der mächtigeren Position und nicht mehr der gekränkte, zurückgewiesene Mann.

Martin P. ist mit seinem ansonsten ziemlich geordneten Lebenslauf kein Mann mit einer dissozialen Persönlichkeitsstörung. Ausschließlich auf dem Gebiet der Sexualität finden sich dissoziale Elemente in seinem Handeln, hier kompensiert er seine Wunden aus Zurückweisung, Kränkung und Beleidigung. Auch Impulsivität spielt insofern eine Rolle, als dass eine potenziell sexuell-erotisch aufgeladene Situation einen Mangel an Selbstkontrolle nach sich zieht.

In dem hier vorliegenden Fall gibt es bei genauem Hinschauen vor allem eine Verknüpfung von Kränkungskompensation mit sexuellen Mitteln und einer dissozialen Verhaltensbereitschaft, die offenbar an Zurückweisungserlebnisse gekoppelt ist. In solchen Fällen schafft Martin P. Gelegenheiten, in denen er Frauen zum Sex nötigen kann. Auffällig ist, dass dies schon das zweite Delikt in einem ähnlichen situativen Zusammenhang ist. Bei einer ausführlichen Untersuchung stellt sich somit die Frage, ob Martin P. nicht doch auch ein Interesse an der gewaltsamen Unterwerfung von Frauen hat. Oftmals bedarf es mehrerer Gespräche, um der Sache auf den Grund zu gehen, und manchmal erfährt man erst dann mehr, wenn der Täter verurteilt wurde und sich für ihn ein strategisches Antworten nicht mehr lohnt.

Aus diesem Grund muss ein Gutachter auch die Urteile und die vorherigen Gutachten kennen, denn nur so kann er die Antworten und geschilderten Motive wie Erlebensweisen miteinander vergleichen und hinterfragen.

Noch etwas fällt auf: Bei seinen Antworten verharmlost Martin P. den Tathergang und wählt immer wieder Formulierungen der Einvernehmlichkeit. Auch behauptet er, er habe das Opfer »beruhigen« wollen und ihm versichert, dass »nichts passieren« werde, obwohl er ja gerade das Gegenteil von »nichts« anstrebte. Mit der Formulierung, dass »nichts passiert«, wird der Maßstab des »Passierens« ziemlich hochgelegt: Üblicherweise wollen Täter damit ausdrücken, dass sie das Opfer leben lassen wollen. Das ist zwar tröstlich, macht das Tatgeschehen aber für das Opfer keinesfalls erträglicher. Und dadurch, dass »nichts passieren wird«, wird die Vergewaltigung zu einem Nichts erklärt; aus Sicht des Täters wird sie im Grunde zu einem Bagatelltrauma, als würde er dem Opfer im Supermarkt den Einkaufswagen versehentlich gegen die Fersen fahren. Nicht selten sind solche bagatellisierenden Formulierungen Ausdruck des Umstandes, dass der Täter sich selbst nicht als gewaltbereit sehen will. Es geht also nicht nur darum, vor einem Gegenüber die Tat als Bagatelle hinzustellen, sondern auch darum, vor sich selbst das Gesicht zu wahren und Schuldgefühle zu minimieren.

Ein anderer Tätertypus ist noch ein bisschen selbstverliebter und gibt sich selbst die Legitimation zur Vergewaltigung, indem er sich einredet, es werde ihm schon irgendwie gelingen, die Frau während der Tat für sich zu begeistern und zur freiwilligen Kooperation zu bewegen. Mit dieser Fantasie geht auch die Hoffnung einher, das Opfer möge nachher von einer Anzeige absehen. Unter diesen Tätern gibt es welche mit einem einmaligen Delikt, aber auch Serienvergewaltiger. Das Risiko solcher Taten liegt nicht zuletzt darin, dass bei einer exzessiven Gegenwehr des Opfers der eigentliche Tatplan völlig eskaliert und das Opfer schließlich getötet wird.

Holger Z., auch er Sohn aus geordneten, eher strengen Verhältnissen, war Versicherungsvertreter und suchte von Berufs wegen seine Kundinnen und Kunden zu Hause zu Beratungs- und Verkaufsgesprächen auf. Er beriet Krankenpflegepersonal und Studierende über Berufsunfähigkeitsversicherungen, und seinen älteren Kunden vermittelte er von der Lebensversicherung bis zur Hausratversicherung alles Mögliche. Holger Z. wirkte äußerlich adrett und seriös, wie es für Menschen im Verkaufs- und Kundendienst üblich ist. Er hatte mit 19 Jahren eine Freundin, mit 23 lernte er seine spätere Ehefrau kennen, die er mit 25 Jahren heiratete, aus der Ehe ging ein Sohn hervor. Holger Z. kaufte ein Einfamilienhaus in einer Kleinstadt und unterhielt zu seinen Eltern und Schwiegereltern guten Kontakt.

So hätte alles weitergehen können, hätte Holger Z. nicht ein ziemlich problematisches Verhalten entwickelt. Wenn er junge Frauen, also Krankenschwestern oder Studentinnen, in Wohnheimen aufsuchte, um ihnen dort Versicherungen anzubieten, erlebte er diese Situationen als erotisch besonders aufgeladen. Einmal machte eine Studentin ihm ziemlich offensiv Avancen, aber Holger Z. dachte an seine Frau, zudem fühlte er sich überrumpelt und unsicher, sodass er das Verkaufsgespräch vorzeitig beendete und die Gelegenheit ungenutzt ließ. In Gedanken kehrte er jedoch immer wieder zu dieser Situation zurück, und im Nachhinein ärgerte er sich über seine Zurückhaltung und die von ihm ungenutzte Chance zu einem kleinen sexuellen Abenteuer.

In der Folgezeit beschäftigte er sich gedanklich zunehmend damit, mit sehr jungen potenziellen Kundinnen sexuelle Kontakte zu initiieren. Da diese eine Studentin Interesse an ihm gezeigt hatte, stellte er sich vor, dass viele andere ihn bestimmt auch attraktiv fänden und vermutlich bereit wären, würde er den ersten Schritt wagen. Auf diese Weise redete er sich seine Vergewaltigungsfantasien zurecht, die er längst zu entwickeln begonnen hatte. Sie waren getragen von der Vorstellung, die Frau zunächst zu überwältigen und zu zwingen. Dann kippte die Szene in seiner Fantasie regelmäßig in eine leidenschaftliche Einvernehmlichkeit.

Es dauerte nur wenige Monate, bis Holger Z. eine Serie von fünf Vergewaltigungen beging. Dass er die Taten vorher geplant hatte, konnte man unter anderem daran erkennen, dass er sich im Vorfeld falsche Visitenkarten machen ließ und sich bei seiner Kundenakquise einen falschen Namen zulegte, wenn ihm ein potenzielles Opfer begegnete. Bei den Berufstätigen und Rentnern war er weiter der freundliche Holger Z. Suchte er aber die jungen Frauen auf, hatte er keinerlei Absicht, ein Verkaufsgespräch zu führen, sondern fiel, kurz nachdem die jungen Frauen ihm Einlass gewährt hatten, über sie her und verschwand danach in der Anonymität. Die sechste Tat endete in einer Katastrophe. Sein letztes Opfer wehrte sich massiv und nachdrücklich, leistete erbitterten Widerstand, schrie immer wieder gellend und versuchte begreiflicherweise alles, um auf ihre Not aufmerksam zu machen. Holger Z. geriet in Panik, gemischt mit dem Gefühl wütender Gekränktheit, dass es ihm nicht gelungen war, das Opfer so einzuschüchtern, dass es einigermaßen Ruhe hielt. Holger Z. nahm das Kabel des PC der jungen Frau und erdrosselte sie. Er wurde wegen Vergewaltigung in sechs Fällen und wegen Mordes zu einer lebenslangen Freiheitsstrafe verurteilt.

Bei einem anderen Tätertypus resultieren die Taten aus einer sehr frühzeitig entwickelten Vergewaltigungsfantasie. Ging es bei Martin P. nicht im engeren Sinne um Sex, sondern um einen Weg, Ärger zu vergessen und seine Kränkung zu kompensieren, und bei Holger Z. um die Fantasie, er sei so attraktiv, dass er die Frauen nur ein bisschen zu ihrem Glück zwingen müsse, so geht es im folgenden Beispiel des 28 Jahre alten Christoph S. um eine explizit sexuelle Motivation der Straftaten.

Der gelernte Tischler schildert Vergewaltigungsfantasien seit dem 15. Lebensjahr, und er beschreibt ein schrittweises Sich-Herantasten an eine Tatserie. In seiner Wohnung wurden zahlreiche Gewaltpornos gefunden, in seinem Auto fanden sich Kabelbinder, Klebeband, Cuttermesser, Paketschnüre. Christoph S. hatte sich vor Gericht wegen einer Serie von drei vollendeten und einer versuchten Vergewaltigung zu verantworten.

»Seit wann beschäftigen Sie sich mit dem Thema Vergewaltigung?«

Christoph S.: »Also die ersten Fantasien fingen an mit 15 ...«

»Wie gingen die Fantasien denn los?«

»Das war eigentlich zufällig, würde ich sagen ... Ich hatte damals spät abends im Fernsehen einen Film gesehen, in dem Vergewaltigungsszenen dargestellt wurden. Ich durfte den eigentlich nicht sehen, aber meine Eltern waren nicht zu Hause, und ich habe nachts vorm Fernseher gehangen. Und da habe ich gemerkt, dass mich das unglaublich angetörnt hat. Ich habe dann angefangen, aus den Herrenmagazinen meines Vaters Seiten mit nackten Frauen rauszureißen, und habe dann Fesselungen und Knebel eingezeichnet ... Als ich endlich 18 war, habe ich mir Gewaltpornos besorgt. Also erst habe ich normale Pornos gehabt und den Ton abgestellt und die Szenen so angehalten, dass es wie Gewalt aussah. Später habe ich mehr und mehr Gewaltpornos geguckt. Eigentlich alles quer Beet. Das ist dann immer mehr geworden, erst nur am Wochenende, aber nachher auch durch die Woche.«

»*Wie war das zu der Zeit mit Ihrer Freundin?*«

»Als das mit den Gewaltpornos losging, habe ich mich ziemlich schnell von ihr getrennt, weil da war ich in einem anderen Film. Ich fand das Zusammensein mit ihr langweilig. Ich bin dann mehrfach ins Bordell und auch mal zu einer Domina. Ich wollte mal alles Mögliche ausprobieren, aber ich habe gemerkt, dass ich selbst Gewalt anwenden will und dass die Frau das keinesfalls wollen soll. Also auch wenn das gespielt ist, dann ist das nichts. Das muss schon echt sein.«

»*Haben Sie sich mal am Arbeitsplatz krankgemeldet, weil Sie deswegen die Nacht gar nicht geschlafen haben?*«

»Ja, habe ich auch schon gemacht …«

»*Wenn Sie so lange Pornos geguckt haben, sind Sie dann auch danach auf die Straße und haben mal geschaut, ob Sie eine Frau finden?*«

»Ja, das ging aber erst so mit 23 los …

Da bin ich nachts um die Häuser gezogen, und ich habe so unterschiedliche Fantasien entwickelt. Eine ist die Fantasie, dass ich eine Frau unter einem Vorwand in einer einsamen Situation anspreche und ich sie in ein Gespräch verwickle, damit ich sie dann plötzlich und unvermittelt angreifen kann. Sie weiß nicht, was ich gleich vorhabe, aber ich weiß das. Das ist eine totale Spannung. Ich frage nach dem Weg, und sie soll mich ein Stück begleiten oder so … Eine andere Fantasie ist eher die, dass ich zum Beispiel Ladendetektiv bin und eine Frau beim Diebstahl erwische und sie dann mit mir in ein abgelegenes Kellerbüro muss, wo ich sie in der Gewalt habe … So in der Art.«

»*Haben Sie mal versucht, den Konsum einzuschränken? Hatten Sie selbst das Gefühl, dass das irgendwie überhandnimmt?*«

»Also irgendwie schon. Aber das verdrängt man dann ja. Und es macht ja auch Spaß. Ich wäre nie zu einem Arzt oder so gegangen. Die halten einen ja für verrückt. Ich dachte auch nicht unbedingt, dass das mal so ein Problem für mich wird. Aber das wurde dann doch drängender mit der Zeit … Wenn ich nachts raus bin, spazieren, dann war da schon so eine innere Unruhe … Ich bin echt

Stunden gelaufen, und im Grunde habe ich da schon Opfer gesucht. Manchmal, wenn ich etwas müder war, bin ich auch mit dem Auto rumgefahren. Einmal waren das in einer Nacht in der Stadt 30 Kilometer.«

»*Aber in Ihren Taten findet sich von diesen Fantasien eigentlich nicht viel ...*«

»Nee, das hat sich in den Tatsituationen selbst dann nicht so ergeben ... Ich bin nachts durch die Gegend gelaufen, also im ersten und dritten Fall, in dem zweiten Fall hatte ich ja ein Auto dabei ... Und ich war dann aber so voll von meinen Vorstellungen, dass ich einfach den Frauen hinterhergegangen bin und eben geschaut habe, ob die Situation passt. Ob da also keiner ist und so ... Ich hatte ein Messer dabei und Klebeband zum Fesseln der Hände und auch, um ihr den Mund zuzukleben ...«

»*Wie greifen Sie die Frauen denn dann an, und was tun Sie mit Ihnen?*«

»Also ich gehe denen nach, und dann greife ich die erst mal von hinten an, so als Überraschungsangriff oder auch von vorne. Also das ist unterschiedlich. In dem einen Fall bin ich ja erst an der Frau vorbei und hab dann noch mal umgedreht und bin von der anderen Straßenseite wieder auf sie zugegangen. Im Grunde geht das dann in der Situation selbst ganz schnell, mehr so intuitiv.«

»*Was ist es denn genau, was für Sie interessant ist an Ihren Fantasien?*«

»Ja, die Gewalt an sich. Dass die Frauen das nicht wollen, dass sie Angst im Gesicht haben, dass sie sich unterwerfen müssen, wehrlos sind. Also dieser Kampf mit dem Gegenüber.«

»*Wollten Sie die Frauen auch zusätzlich noch verletzen?*«

»Nee, das nicht. Sondern mir geht es um die totale Unterwerfung. Und Teil dieser Unterwerfung ist eben, dass sie definitiv nicht will, dass sie sich wehrt, dass sie ängstlich guckt, dass sie auch Schmerzen hat. Also es muss ihr unangenehm sein, aber sonst verletzen tue ich nicht ...«

»*Wie ist das denn sonst mit Ihrem Bedürfnis nach Überlegenheit?*«

»Also wer ist nicht gerne überlegen, ne? Aber im Alltag bin ich das nicht, da bin ich ja normaler Kollege, ich bin ja kein Chef oder so ... Als überlegen im Alltag würde ich mich nicht bezeichnen. Auch nicht als unterlegen.«

Eine solche Tatserie wie bei Christoph S. entwickelt sich aus lange gehegten, meist schon über Jahre hinweg bestehenden sexuellen Gewaltfantasien, die vom Täter konsequent weiterentwickelt werden. Der Täter spielt die Tat vorher immer wieder in seinen Gedanken durch, stellt sich verschiedene Situationen und Gelegenheiten vor, sucht nach solchen Gelegenheiten, oder er stellt sie mit einem gewissen Manipulationsgeschick aktiv her. Er fängt an, sich auf die Taten vorzubereiten, indem er zum Beispiel Utensilien dabeihat, die er zur Überwältigung und Bedrohung des Opfers einsetzen kann.

Zu der genauen Besprechung des Deliktes und der Vorstellungen, die der Täter im Kopf hat, gehört auch, zu erfragen, was der Täter ganz konkret an einer Vergewaltigung als reizvoll erlebt. Ist es die Angst in den Augen des Opfers? Ist es das Wissen um die Widerwilligkeit der Frau, das Erleben, dass die Frau sich ihm nur aus Zwang unterwirft und tun muss, was er verlangt? Ist schon die Suche nach einem Opfer eine Art Jagdlust? Die Antworten sind von Täter zu Täter sehr unterschiedlich. Wird die Tat als Triumph erlebt, oder kommt nachher der Katzenjammer? Gibt es überhaupt ein Unrechtsbewusstsein?

Vielleicht fragen Sie sich, ob es Personen gibt, die keinerlei Unrechtsbewusstsein für solche Delikte haben. Deutliche Bagatellisierungstendenzen und zum Teil abenteuerlich klingende Begründungen findet man häufiger bei Männern, die Sexualdelikte an Prostituierten begehen. Dabei spielt eine Rolle, dass Frauen, die als Prostituierte arbeiten, nach wie vor von vielen Menschen deutlich als Menschen zweiter Klasse angesehen werden, die sich im Grunde ohnehin nicht wundern müssen, zum Opfer zu werden. Gerade bei drogenabhängigen Prostituierten fühlen sich die Täter häufig relativ sicher, weil die Opfer selbst ein eher ambivalentes Verhältnis zu Polizei und Justiz haben. Zumeist gehen sie ohnehin davon aus, dass man ihnen wenig Glauben schenken und sich kaum um ihre Rechtsansprüche kümmern wird, weil sie am Rand der Gesellschaft leben.

Ein weiteres, aber anders gelagertes Beispiel ist der 53 Jahre alte, sehr höflich auftretende, gepflegte Carlo F., Sport- und Mathematiklehrer an einer Hauptschule, der über Jahre hinweg mehrere Jungen sexuell missbraucht hat.

―――

»Wann ist Ihnen klar geworden, dass Sie sich sexuell für Kinder interessieren?«

Carlo F.: »Das war eigentlich schon ziemlich früh klar. Ich war damals 15 Jahre, und ich hatte immer einen guten Draht zu Kindern. Meine Freunde waren immer so acht bis elf Jahre alt. Die anderen hatten mit 15 oder 16 Jahren die ersten Freundinnen, aber für mich war das nichts. Das hat mir auch nicht gefehlt. Ich habe mich mit den anderen Jungs wohlgefühlt und gut verstanden.«

»*Wann haben Sie denn damit begonnen, sexuelle Handlungen mit Kindern vorzunehmen?*«

»Also das erste Mal war, als ich dann eine Jugendgruppe betreut habe auf so einer Ferienfreizeit von der Kirche. Da habe ich mit mehreren Jungen in einem Zelt geschlafen, und da habe ich erstmals einen Jungen berührt. Da war ich selbst aber noch Jugendlicher, das ist damals nicht zur Anzeige gekommen.«

»*Wie alt war das Kind?*«

»Der R. war damals acht. Das war aber nicht mit Gewalt. Der hat schon geschlafen, und ich bin zu dem hin und habe dann unter der Schlafanzughose … Dann ist er wach geworden und hat mich weggescheucht. Ich wollte ja auch nie jemandem wehtun.«

»*Welches Alter haben denn die Kinder, die für Sie von Interesse sind? Und sind das immer Jungen?*«

»Ja, es sind nur Jungen. Mädchen nie. Ich würde sagen: so zwischen acht und elf, das stimmt schon … So wie das früher auch bei meinen Freunden war. Vielleicht maximal zwölf. Dann kommt ja die Pubertät, und dann ist das für mich vorbei.«

»*Also mit Beginn der Pubertät werden die Jungen für Sie uninteressant?*«

»Sexuell, ja. Also als Freunde nicht, man kann ja weiter befreundet bleiben, aber dann haben die ja auch meist andere Interessen, und es geht dann leider auseinander. Aber sexuell sind es nur Jungen bis ungefähr zwölf. Deswegen war das eigentlich für mich als Lehrer an einer Hauptschule auch nur in den unteren Klassen ein Problem. Ab der siebten Klasse sind die Jungen eigentlich zu alt für mich.«

»*Worum geht es Ihnen dabei?*«

»So anfassen, streicheln, dass ich die anfasse und die mich. Aber nichts mit Gewalt und so ...«

»*Fühlen Sie sich in der Gesellschaft von Kindern wohler als in der von Erwachsenen?*«

»Ja, eindeutig! Kinder sind so offen, so dankbar, so unbedarft. Bei Erwachsenen weiß man nie ... Die sind falsch, auf ihren Vorteil bedacht. Kinder sind so lebendig ... Ich hatte ja nie vor, den Kindern wirklich zu schaden. Ich habe es ja so gesehen, dass ich denen helfe, dass wir eine echte Freundschaft haben, eine Beziehung. Mir ist erst jetzt allmählich durch die ganzen Gespräche mit den Therapeuten und die Sexualstraftätergruppe klar geworden, dass das nicht in Ordnung ist, weil ich ja älter bin und die Kinder ja nicht die gleiche Entwicklung haben wie ich. Aber ich habe das lange verdrängt. Ich wollte das nicht wahr haben, und ich habe mir ja auch immer gesagt, dass das, was ich mache, nicht so schlimm ist, weil ich mich ja auch um die Jungen immer gut gekümmert habe. Ich habe mit denen Hausaufgaben gemacht, habe denen Taschengeld gegeben, bin mit ihnen am Wochenende ins Fantasialand und so ... Die haben sich ja bei mir wohlgefühlt! Die sind gerne gekommen. Ich habe nie Zwang ausgeübt. Und die Eltern konnten sich oft um die Jungen ja gar nicht so kümmern wie ich. Also der P.-J. hat sich in der Schule damals deutlich gebessert, den konnte ich vorm Sitzenbleiben bewahren, der hat den Sprung auf die Hauptschule geschafft. Der hat regelmäßig Hausaufgaben gemacht, ist auch wieder zur Schule gegangen ... Ich habe statt der Eltern auch Gespräche mit seinen Lehrern geführt. Und weil ich selbst Lehrer war, haben die Eltern mir ja auch vertraut. Das waren nie Kinder von meiner Schule, sondern immer andere, die eigentlich nicht so richtig jemanden hatten, der sich gekümmert hat.«

»*Welche Folgen hatte denn Ihr Handeln für die Kinder?*«

»Also das hat mich ja total geschockt, dass die mich nach so vielen Jahren angezeigt haben. Ich habe jahrelang nichts von denen gehört. Das mit dem P.-J. ist jetzt neun Jahre her, da war der neun, zehn Jahre alt, und dass er mich dann angezeigt hat, als er 18 wurde, und dass der so schwer verhaltensauffällig ist ... Ich konnte das gar nicht glauben. Das hat mich entsetzt. Und der M. ... Also M. habe ich wirklich geliebt ... Also M. war was ganz Besonderes.«

»*Haben die Kinder Angst vor Ihnen gehabt?*«

»Nein, um Gottes willen. Nie! Die waren ja bei mir zu Hause, und die haben sich wohlgefühlt. Ich habe nie was mit Zwang oder Druck ... Deswegen war mir ja lange Zeit nicht klar, dass das falsch ist, was ich tue. Pädophile waren für mich immer Leute, die Kindern Gewalt antun. Also das geht gar nicht!«

»*Und sind Sie pädophil?*«

»Also früher hätte ich gesagt, dass ich das nicht bin. Aber heute weiß ich: Ja, das bin ich, und das werde ich auch bleiben. Ich weiß, dass ich nichts mehr machen darf und dass ich sonst in die Sicherungsverwahrung komme. Aber ich weiß auch, dass meine Neigung zu Jungen in dem Alter nicht weggeht. Die Fantasien und Wünsche bleiben ja. Eine Beziehung zu einer

Frau oder auch zu einem erwachsenen Mann kommt für mich nicht infrage. Ich muss eben schauen, wie ich damit klarkomme.«

»*Hat man Ihnen mal angeboten, Medikamente zu nehmen, die den Testosteronwert senken?*«

»Ja, darüber sind wir jetzt im Gespräch. Ich weiß noch nicht, ob ich das wirklich brauche.«

Bei Menschen mit paraphilen Störungen wie Christoph S. oder Carlo F. kommt es im gutachterlichen Gespräch darauf an, den Ausschließlichkeitsgrad solcher Fantasien und Wünsche zu ermitteln. Wenn strafrechtlich relevante paraphile Wünsche ganz eindeutig vorherrschen und fast keine alternative sexuelle Betätigung zulassen, dann empfiehlt man den betroffenen Personen im Einzelfall die Einnahme von Medikamenten, die das sexuelle Verlangen und die Beschäftigung mit sexuellen Gedanken sehr stark senken beziehungsweise auf null reduzieren. Dazu gehören zum Beispiel die sogenannten LHRH-Analoga, die ursprünglich zur Behandlung testosteron-sensibler Prostatatumore entwickelt wurden. Wie sich herausstellte, verringert sich bei Einnahme dieser Medikamente die Beschäftigung mit sexuellen Inhalten massiv. Medikamente dieser Art senken den Testosteronspiegel auf ein Niveau, das mit einer operativen Kastration vergleichbar ist. Voraussetzung ist allerdings, dass der Betreffende selbst einwilligt, die Medikamente zu nehmen, und die Behandlung wünscht. Willigt jemand nur vordergründig in die Anpassung ein, ist die Behandlung unsinnig, da es auf dem Schwarzmarkt Hormonpräparate zu erstehen gibt, die die Wirkung der Spritze vollständig aufheben.

Wer sich zu einer solchen Therapie mit voller Überzeugung entschließt, fühlt einen starken Leidensdruck. Ich kenne Männer, die so sehr unter ihrer massiv gesteigerten Dranghaftigkeit gelitten haben, dass für sie ein solches Medikament eine wirkliche Befreiung war. Erstmals seit der Pubertät sahen sie sich in der Lage, Hobbys zu entwickeln, sich auf eine Berufsausbildung zu konzentrieren, einer geregelten Arbeit nachzugehen und sich frei in der Gesellschaft zu bewegen, ohne ständig durch einen inneren Pornofilm gefangen zu sein.

Eine rein medikamentöse Behandlung reicht allerdings nicht aus. Immer muss diese eingebettet sein in eine Psychotherapie. Die Täter müssen die Denkmuster, mit denen sie bisher ihre Taten vor sich selbst gerechtfertigt haben, erkennen und kritisch reflektieren, um die eigene Verantwortung in den Tathandlungen zu begreifen. Sie müssen ihre Risikosituationen kennen und lernen, damit umzugehen. Vor allem muss der Täter selbst eine Perspektive erarbeiten, aus der heraus es sich für ihn lohnt, nicht mehr rückfällig zu werden. Täter haben ja nicht nur Defizite, sondern sie haben auch Stärken, die man für eine kriminalpräventive Therapie nutzen kann.

Die kriminaltherapeutische Behandlung von Sexualstraftätern findet in Einzel- und Gruppensettings statt. Nicht jeder ist bereit, sich in einer Therapiegruppe vor anderen zu öffnen. Auf der anderen Seite sind die Teilnehmer dieser Gruppen Experten für die Begehung von Sexualstraftaten und können sich untereinander deutlicher kritisieren und hinterfragen.

Wozu aber der ganze Aufwand, fragt sich der ein oder andere unter Ihnen vielleicht, die werden doch alle rückfällig ... So ist es jedoch nicht – und die Risikobeurteilung, von welchem Straftäter unter welchen Bedingungen seines Lebens ein einschlägiges Rückfallrisiko ausgeht, gehört zu den sicherlich anspruchsvollsten Fragestellungen der Forensischen Psychiatrie.

Bei Männern mit einer sogenannten Kernpädophilie, also jenen, die ausschließlich und völlig alternativlos eine sexuelle Neigung zu vorpubertären Jungen haben, weiß man, dass die Rückfallrate in einem Zeitraum von 30 Jahren bei über 50 Prozent liegt. Deshalb sind sie eine besondere Zielgruppe für die Empfehlung einer medikamentösen Therapie. Aber längst nicht jeder Täter, der sich wegen sexuellen Kindesmissbrauchs zu verantworten hat, ist pädophil. Häufig ist das Kind eine Art »Ersatzobjekt« für einen Erwachsenen. Innerfamiliärer Missbrauch bei nicht pädophilen Tätern hat zum Beispiel eine niedrige Rückfallwahrscheinlichkeit, wenn der Täter nicht zu der Gruppe der despotischen Familientyrannen gehört.

Je nach Tätereigenschaften, nach Persönlichkeit und Biografie kann man Rückfallwahrscheinlichkeiten für eine Gruppe von Vergleichspersonen mit den gleichen Merkmalen berechnen. Von 3 bis 40 Prozent Rückfallwahrscheinlichkeit ist alles möglich.

Aber damit Sie mich nicht falsch verstehen: Es gibt eine relativ kleine Gruppe von Personen, die auf Dauer ein hochgradig problematisches Risikoprofil hat und auch behalten wird, sodass man realistisch sagen muss: Ein Leben in Freiheit ist für diese kaum denkbar.

Dennoch ist es wichtig, sich jedem einzelnen Menschen individuell zuzuwenden und nicht pauschal mit vorgefertigten Ansichten eine Einschätzung zu treffen.

An diesen Prozentzahlen wird aber bereits deutlich, warum die Forderung »Wegsperren für immer« viel zu vereinfachend ist. Nehmen wir an, eine Gruppe von 100 Sexualstraftätern mit bestimmten Merkmalen hat eine Rückfallwahrscheinlichkeit von 30 Prozent. Dann würde das bedeuten, dass von den 100 Männern 30 wieder rückfällig werden, 70 mit demselben Risikoprofil aber nicht. Wollte man hundertprozentige Sicherheit, müsste man auch jene 70 Männer auf Dauer wegsperren, die nicht wieder rückfällig werden.

Die Hälfte aller Sexualstraftäter wird erstmalig in ihrer Jugend sexuell übergriffig. Aber nur 10 bis 20 Prozent der jugendlichen Sexualstraftäter begehen auch später noch weitere Taten.

Wichtig sind und bleiben eine individuelle, möglichst präzise Risikoanalyse und ein möglichst präziser Zuschnitt individueller Maßnahmen zur Rückfallprävention. In den sogenannten Prognosegutachten geht es um das Aufzeigen individueller Risikobereitschaft und rückfallpräventiver Maßnahmen. Es geht nicht um Wahrsagerei und den Blick in die Glaskugel der Zukunft. Beim einen mag ein Zusammenspiel zwischen ambulanter forensischer Therapie und Kontakten zu Bezugsbeamten der Polizei sowie zur Bewährungshilfe reichen, beim anderen bedarf es einer zusätzlichen medikamentösen Unterstützung, und bei wieder einem Dritten mag es tatsächlich weiterhin einen hohen Sicherungsbedarf geben, weil das Rückfallrisiko mit anderen Maßnahmen nicht hinreichend einzugrenzen ist und im Falle eines Rückfalls die Tatfolgen sehr schwerwiegend wären. Das zu entscheiden ist jedoch Aufgabe der Justiz.

Grundlegend ist, dass ein Täter die Verantwortung übernimmt für seine Neigungen und für sein Schicksal. Es sind aber nicht alle Täter gleichermaßen willig, bereit und fähig dazu. Deshalb ist die Forderung eines »Wegsperrens aller für immer« ebenso unsinnig wie die Forderung einer »Freilassung für alle«.

Eine in diesem Zusammenhang sehr interessante, in den letzten Jahren aber etwas aus dem Blickfeld geratene Theorie ist jene zur Deutung eines zunehmenden Bestrafungsbedürfnisses von Georg Rusche, einem Soziologen, und Otto Kirchheimer, einem Juristen, aus dem Jahr 1939. Beide waren am Internationalen Institut für Sozialforschung von Max Horkheimer tätig. Rusche und Kirchheimer untersuchten den Zusammenhang von Arbeitsmarkt und Strafform und arbeiteten heraus, dass mit der Industrialisierung die Körperstrafe als Sanktion durch den Freiheitsentzug abgelöst wurde.

Nachdem wir uns mit verschiedenen Tätertypen der sexuellen Gewalt beschäftigt haben, lassen Sie uns noch einmal zu den Übergriffen der Silvesternacht 2015 zurückkehren, die schon am Anfang dieses Kapitels angesprochen wurden.

Es wird vor dem skizzierten Hintergrund eindeutig sein, dass die Verkürzung auf eine einzige Ursache, eine einzige Perspektive als Erklärung viel zu kurz greift. Für Empörung sorgte das in dieser Form bislang unbekannte Phänomen massenhafter sexueller Belästigung durch viele alkoholisierte, enthemmte Männer mit offensichtlichem Migrationshintergrund. Ebenso empörend wahrgenommen wurde allerdings die verzögerte und auch seltsam schamvolle Berichterstattung darüber, dass die dort von der Polizei und von den belästigten Frauen beschriebenen Männer als Migranten oder Flüchtlinge wahrgenommen worden waren, bis hin zu der Diskussion, ob bei Straftätern das Herkunftsland überhaupt genannt werden dürfe.

Der effektivste Weg, sich jeglichen Zugang zu einer differenzierten, angemessenen Lösung sehr komplexer gesellschaftlicher Probleme zu versperren, ist sicherlich der, Probleme beziehungsweise deren gesellschaftliche Facetten nicht zu thematisieren und unbesprechbar zu machen. Denn in der Folge werden sie dankbar von extremistischen Kreisen jedweder politischen Couleur aufgenommen und dort sorgfältig zu demagogischen Zwecken umgearbeitet. Ein Trick, die gesellschaftliche Zustimmung auf eine möglichst breite Basis zu stellen, ist dann – mit im Grunde sinnlosen rhetorischen Fragen, die nur eine Antwort zulassen – auf Stimmenfang zu gehen: »Wollt ihr, dass Araber unsere Frauen und Kinder vergewaltigen?« Ich bitte Sie: Was soll man darauf schon antworten?

Es ist nicht rassistisch, einen deutschen Täter als Deutschen und einen marokkanischen oder tunesischen Täter als Marokkaner oder Tunesier zu beschreiben. Der Verdacht des Rassismus drängt sich dann auf, wenn mit dieser Beschreibung entweder ausschließlich negative, feindlich zugespitzte Zuschreibungen verbunden sind oder ein Rassismusvorwurf entsteht, der dazu führt, dass man sich nicht mehr kritisch einer Faktenrecherche und Faktenanalyse nähern kann. Aus genau diesem Dilemma beziehen gerade rechtsextreme Bewegungen ihren dynamischen Treibstoff. Vor allem waren diese Ereignisse natürlich Wasser auf die Mühlen all derer, die aus einer tatsächlich fremdenfeindlichen, zugespitzt deutsch-nationalen Perspektive vor dem »sexuell enthemmten« und »dranghaften« Fremden warnten.

Darf man wirklich Not leidende Menschen ihrer Not überlassen, nur weil es faktisch unmöglich ist, in einer Ausnahmesituation zuverlässig jeden Einzelnen zu überprüfen? Spricht dieses Problem per se gegen das Anliegen, menschliches Leid lindern zu wollen? Ist es ein Widerspruch festzustellen, dass man etwas Gutes tun wollte, aber die Aufgabe sich als so groß und komplex erwies, dass nicht nur Gutes dabei herausgekommen ist? Bedarf es in unserer globalisierten Welt einer solchen signalhaften Geste aus dem Geist des Humanismus? Oder war das ein Fehler? Und sprechen die, die heute Fehler anprangern, morgen nicht wieder über Menschenrechte, natürlich auf anderem Boden?

In der Tat waren und sind wir durch diese Ereignisse mit einem Bündel an gesellschaftlich und politisch relevanten Problemen konfrontiert, die vorher – wohl nicht zuletzt aus einem falsch verstandenen Bemühen um politische Korrektheit – nicht gern aufgegriffen wurden. Und die rechtsstaatliche Aufarbeitung der Vorfälle geriet zum Problem, weil in dieser Menschenmenge kaum Täter dingfest gemacht werden konnten, sodass diese öffentliche Massenkriminalität weitgehend ungesühnt blieb. Das führte unweigerlich zu Nachahmungseffekten, zum Beispiel Krawallen auf Volksfesten wie unlängst im baden-württembergischen Schorndorf.

Auf jeden Fall können wir davon ausgehen, dass 1000 enthemmte, alkoholisierte, mehr oder minder sexuell übergriffige Männer auch dann keine homogene Gruppe von Tätern bilden, wenn sie aus einem arabischen Land oder aus Nordafrika stammen. Rassistisch wäre die Ableitung, dass *alle Araber* oder *alle Nordafrikaner* sexuell übergriffig sind. Gleichermaßen fatal ist aber auch die Grundhaltung, jegliche Kulturspezifika anderen Menschen grundlegend abzusprechen und in einer gut gemeinten Einheitssoße eines »Wir sind alle gleich« untergehen zu lassen. Wir sind glücklicherweise nicht alle gleich, und der Respekt vor ebenjener im besten und wohlverstandenen Sinne »Ungleichheit« aller Menschen, der Respekt vor der Individualität jedes Einzelnen ist Kernbestandteil freiheitlicher westlicher Gesellschaften. Wir sind aber gleich im Hinblick auf die Gültigkeit der universellen Menschenrechte, und wir sind gleich an Würde.

Müssen wir jetzt wegen dieser Individualität Grundhaltungen gutheißen, die demokratiefeindlich sind und die unsere Art des auf Verantwortung und Selbstbestimmung gleichermaßen ausgerichteten Gesellschaftssystems grundlegend ablehnen? Nein, müssen wir nicht, da unser Begriff von Individualität an unser Gesellschaftssystem gekoppelt ist. Auch wenn der Vergleich zugegebenermaßen ziemlich platt ist: Jeder kann bei einem Würfelspiel mitspielen, wenn er sich fair verhält und die Spielregeln achtet, und jeder kann dort auch gewinnen. Sitzt aber jemand am Spieltisch, der die Regeln von Halma anwendet, dann ist ein echtes Mitspielen nicht möglich, und er muss an den Halma-Tisch wechseln.

Ich gehe mit Ihnen jede Wette ein: Einige der Täter von Köln, Bremen, Helsinki und Zürich sind schlichtweg dissoziale, gewaltbereite, übergriffige, auch sonst zur Kriminalität und Grenzüberschreitung neigende junge Männer. Das Problem ist nicht ihre Kultur, sondern das Problem ist – sozusagen – ihre kriminelle Unkultiviertheit. Sie werden in ihrer Heimat genauso kriminell und sozial randständig gewesen sein, lassen sich kulturunabhängig nichts vorschreiben und tun, wozu sie im Augenblick gerade Lust haben. Sie nutzen Gelegenheiten und nehmen die Vertreter der Rechtsstaatlichkeit nicht ernst, weil sie einerseits ohnehin wenig empfänglich für Strafe sind und weil ihnen andererseits unser Sanktionssystem harmlos vorkommt. Dissoziale Menschen haben über alle Kulturen und politischen Systeme hinweg beträchtliche Ähnlichkeiten. Rassistisch ist, Kriminalität als Ursache für Gewalt in ethnische Begründungszusammenhänge umzudefinieren.

Mit der Beschreibung eines Teils der Täter als dissozial, also rücksichtslos, gewalt- und kriminalitätsbereit, will ich sagen, dass ein Teil dieser Täter nicht deswegen Frauen begrapscht, weil es Araber oder Nordafrikaner sind, sondern weil es Kriminelle sind.

Natürlich gibt es auch deutsche dissoziale junge Männer. Sie machen drei Prozent der Bevölkerung aus. Warum waren sie aber nicht auf der Domplatte dabei? Nur ein Teil der dissozialen Männer in Deutschland wird explizit auch sexuell übergriffig. Das hat vor allem etwas zu tun mit unserem in den letzten Jahrzehnten etablierten Verhältnis der Geschlechter untereinander und der sexuellen Selbstbestimmung, die sich nach Altersgrenzen richtet, aber nicht nach Moral und Ehestand. In Gesellschaften, die insgesamt weniger patriarchal strukturiert sind und in denen Geschlechterrollenstereotype schwächer werden, sinkt die sexuelle Gewalttätigkeit. Das macht offenbar statistisch nicht einmal vor ansonsten kriminalitätsaffinen Personen halt.

Ein anderer Teil der Täter dürfte mehr im Sinne der Bandenkriminalität gehandelt haben. Der eine begrapscht und lenkt damit die Frau ab, der andere stiehlt die Handtasche, und beide können in der Menge untertauchen. Auch diese Variante ist eine ziemlich hässliche Form von Trickdiebstahl, die an unübersichtlichen Orten besonders gut funktioniert.

Hinzu kommt das dritte relevante Begleitphänomen: Alkohol und Drogen sowie gruppendynamische Aspekte. Junge, aufgeputschte, enthemmte Männer schaukeln sich gegenseitig hoch. Dieses Problem wiederum hängt zum Teil sicherlich auch zusammen mit einem unseligen Missverständnis westlichen Lebensstils und westlicher Freiheiten. Man darf in der Öffentlichkeit trinken, Drogenbesitz ist zum Eigenbedarf zwar nicht erlaubt, wird aber strafrechtlich anders behandelt, Trunkenheit ist zu bestimmten Anlässen und an bestimmten Orten deutlich weniger negativ behaftet als zu anderen Zeiten an anderen Orten. Freiheit bedeutet aber auch den eigenverantwortlichen Umgang und die eigenverantwortliche Haltung zum Exzess, ein Umstand, der gern übersehen wird. Die bizarre Gleichsetzung von westlichem Lebensstil mit Alkohol- und Drogenkonsum führte sogar bei uns zu der gravierenden Fehleinschätzung des Gefährders und Berlin-Attentäters Anis Amri, den man wegen seines Drogenkonsums und Drogenhandels nicht für so richtig radikal und terrorgefährdet hielt.

Gewaltkriminalität ist zudem weltweit ohnehin vor allem ein Problem junger Männer. In der zweiten Lebenshälfte sinkt die Bereitschaft zur gewaltbereiten Kriminalität deutlich. Männer zwischen 15 und 25 haben das größte Risikopotenzial, und zwar unabhängig davon, ob sie aus Deutschland, Frankreich, arabischen Ländern oder Afrika stammen. Daraus folgt natürlich jenseits einer ethnischen Diskussion, dass sich bei der Zunahme des Anteils sehr junger Männer an der Bevölkerung die Risikogruppe für Gewalttäter insgesamt vergrößert. Wären in großer Zahl ausschließlich allein reisende Mütter zu uns gekommen, hätten wir sicherlich andere Probleme, aber kaum das öffentlicher sexueller Gewalt. Auch das gilt für alle Nationalitäten gleich.

Außerdem muss man als *einen* weiteren Bedingungsfaktor für diese Ereignisse sicherlich auch den Umstand sehen, dass diese jungen, allein reisenden Männer sexuelle Bedürfnisse haben, aber in einer völlig destabilisierten, entwurzelten sozialen Situation leben, häufig sogar in elender Randständigkeit. Sie sind wütend, frustriert, haben falsche Vorstellungen von dem, was sie hier erwartet. Sie fühlen sich erniedrigt, zurückgewiesen, und so entsteht ein gefährliches Gemisch aus Enttäuschung, Einsamkeit, Wut, Hoffnungslosigkeit und Leere. Hinzu kommen fehlende soziale Bindungen, weitgehende kulturelle Fremdheit, Sprachlosigkeit infolge der Sprachbarriere. Das ist ein gefährliches Gemisch, dass das Risiko für Gewalttätigkeit, insbesondere für sexuelle Gewalt, beträchtlich steigert. Sexuelle Gewalt fungiert hier als Spannungslöser, Stressventil, Mittel gegen Langeweile, als Ablenkung und Aggressionsventil. Aus der Wut auf sich selbst wird die Wut auf die Gesellschaft, in der die Männer körperlich, aber weder sozial noch mental angekommen sind. Und Symbol dieser Gesellschaft sind feiernde Frauen auf öffentlichen Plätzen.

Weiter vorn habe ich im Zusammenhang mit den mehrheitlich deutschen Sexualstraftätern ausgeführt, dass lebenskritische Faktoren wie Einsamkeit, Depression und Ähnliches Bedingungsfaktoren für sexualisierte Gewalt sein können. Wenn man eines sagen kann, dann sicherlich, dass völlig entwurzelte Menschen solchen Bedingungsfaktoren im Überfluss ausgesetzt sind.

Flucht resultiert nicht nur aus einem Trauma, Flucht ist auch selbst ein extrem kritisches Lebensereignis.

Das sind alles keine Rechtfertigungen. Darum geht es nicht. Es geht mir darum, aufzuzeigen, dass die Simplifizierung der Erklärungsansätze falsch ist und dass es bei Tätern immer um unterschiedliche Tätergruppen und Bedingungsgefüge geht. Nur so kann man differenzierte politische Lösungsansätze entwickeln und auf diese Phänomene politisch und gesellschaftlich reagieren.

Zudem gibt es noch die wirklich kulturspezifischen Kontextfaktoren. Dazu gehört das Unverständnis für das hiesige Gesellschaftssystem und das darin etablierte und entwickelte Verhältnis der Geschlechter zueinander. Natürlich *wissen* junge Männer aus nordafrikanischen und arabischen Ländern *rein kognitiv,* dass nicht jede Frau auf der Straße in Deutschland als Prostituierte gesehen wird (was im Übrigen ja auch kein Freifahrtschein wäre). Aber dieses Wissen steht nicht im Einklang mit der emotional hinterlegten und moralisch verankerten eigenen Überzeugung. Im eigenen Kopf sind es eben doch Prostituierte, unkeusche Frauen, liederliche Wesen.

In unserer Gesellschaft ist Sexualität an Selbstbestimmung gekoppelt und nicht an Orientierung, Praktik oder an eine »auf Sitte und Anstand« beruhende Moral. Moralisch handelt in unserer Kultur, wer Selbstbestimmung achtet. Um hier leben zu können, bedarf es der Akzeptanz dieses Maßstabs und der kann nicht verhandelbar sein. In strikt patriarchalischen Gesellschaften wird Sexualität mit »Ehrhaftigkeit« der gesamten Familie gekoppelt. In einer Gesellschaft, die auf die Entwicklung selbstbestimmter Individuen ausgerichtet ist, funktioniert das nicht. Ist eine Gesellschaft aber auf wechselseitige Abhängigkeiten ausgerichtet, bemisst sich also der Wert des Einzelnen am Wert der gesamten Familie, so schlagen Verfehlungen des Einzelnen auf die Gesamtheit zurück, und es bedarf einer stetigen, hohen sozialen Kontrolle. Der (auch in unserer Gesellschaft bisweilen immer noch lebendige) Mythos der Frau als Heilige oder Hure wird so auf die selbstbestimmte Frau in den westlichen Gesellschaften bezogen. Und dieses Denken schafft eine verquere Legitimationsstrategie zum Übergriff.

Ebenso kulturell spezifisch hinterlegt ist der Umstand, dass es in patriarchalen Gesellschaften bei der Sexualität ausschließlich um die Bedürfnisbefriedigung des Mannes geht und Sexualität eher mechanistisch begriffen wird. Sex ist dabei keine Interaktion von Erwachsenen auf Augenhöhe. Wer glaubt, dass hier übelste Klischees bedient werden, dem sei zum Beispiel das Buch *Das schwache Geschlecht – die türkischen Männer* von Ahmet Toprak empfohlen, der sich mit der Rolle der türkischen Männer auseinandersetzt.

Wir alle haben in unserer Kindheit Werte und Normen internalisiert, die wir mit uns auf einer emotionalen Ebene herumschleppen, auch wenn unser Verstand zum Teil eine andere Meinung herausgebildet hat. Es gibt

Momente, in denen jene alten Muster wieder hochkommen und unser Urteil beeinflussen. Und nicht zuletzt erzeugt auch das Aggression und Hass, was uns gefährlich erscheint und verunsichert.

Eine weitere Erklärung, die dissoziale und kulturspezifische Elemente auf eine unschöne Art und Weise vereint, ist folgende: In traditionellen patriarchalen Gesellschaften gehört die Frau zum Besitzstand des Mannes. Das bedeutet, dass die sexuelle Übergriffigkeit Frauen gegenüber eigentlich nicht den Frauen gilt, sondern im Grunde den Mann adressiert und ihm verdeutlicht, dass er nicht in der Lage ist, auf seinen Besitz aufzupassen. Dann werden Sexualstraftaten zu einem aggressiven Akt – nicht nur der Frau gegenüber, sondern im Grunde der gesamten Gesellschaft gegenüber, in der den Männern der Verlust ihrer patriarchalen Vormachtstellung verhöhnend vor Augen geführt wird. Wut, Hass, Neid, Überforderung mit der Komplexität einer einerseits gesuchten, aber zugleich auch verachteten Gesellschaftsform brechen sich in diesen Delikten Bahn.

Außerdem gibt es noch den strategischen Aspekt, mit menschenverachtenden Aktionen wie diesen gesellschaftliche Unruhe zu stiften, um sie zu spalten. Der erste Schritt ist, die Bevölkerung in ihren unterschiedlichen (und leider nicht selten stur auf einen Standpunkt fixierten) Haltungen gegeneinander aufzubringen und damit zu einer Radikalisierung beizutragen. Der zweite Schritt ist, ein System der energischen Reaktion zu veranlassen, mit Fingern darauf zu zeigen und zu sagen: »Guckt mal, ihr seid doch die Faschisten.« Man provoziert rechtsstaatliche Sanktionen und Gesetzesverschärfungen, um systematisch der Gesellschaft, die man in ihrer Liberalität bekämpft, vorzuwerfen, sie sei eine Diktatur. Das ist das Konzept diverser populistischer Parteien und Personen. Dies funktioniert innerhalb eines Landes wie auch auf internationaler Ebene – wenn man nicht besonnen gegensteuert und sich nicht manipulieren lässt. Wer in eine Rechtfertigungshaltung verfällt, hat schon verloren.

Kann ein Rechtsstaat aber auf diese Verfehlungen nicht reagieren, weil allein schon die schiere Menge an Menschen eine Verfolgung und konkrete Zuordnung von Taten unmöglich macht oder weil der notwendige politische und gesellschaftliche Diskurs nicht mit der erforderlichen Klarheit geführt wird, dann wird daraus ein immenser gesellschaftlicher Sprengstoff entstehen.

All diese Kausalfaktoren bedeuten aber dennoch nicht, dass es nicht doch einen großen Teil von Migranten gibt, die das in jener Silvesternacht gezeigte Verhalten verurteilen und als würdelos betrachten.

KAPITEL 3:
GEWALT IM SOZIALEN NAHRAUM

Gehören Sie zu den Menschen, die sich in der Nähe von bekannten Gesichtern sehr viel sicherer fühlen als im Umgang mit Fremden?

Gewalt im öffentlichen Raum beunruhigt Bürgerinnen und Bürger meist mehr als Gewalt im sozialen Nahraum. Das hängt sicher nicht zuletzt damit zusammen, dass wir uns im öffentlichen Raum die Menschen, denen wir begegnen, nicht aussuchen und sie nicht einschätzen können und dass wir völlig willkürlich Opfer schwerer gewalttätiger Übergriffe werden können. Sei es, dass Jugendliche einen Mitfahrer in der Straßenbahn bedrohen, junge Männer völlig unvermittelt Passanten die Treppe zur U-Bahn hinunterstoßen, oder eine junge

Frau nach einem Kinobesuch auf dem Weg zum Parkplatz in der Nacht überfallen und ausgeraubt wird.

Die Menschen, die uns direkt umgeben, können wir uns stattdessen eher aussuchen – so denken wir zumindest – und schließen daraus, dass hier die Gefahren geringer wären. Doch das ist leider falsch: Denn die Wahrscheinlichkeit, dass wir Opfer eines gewalttätigen Übergriffes werden, ist zu Hause viel größer als im öffentlichen Raum. Auch das mit dem Aussuchen ist so eine Sache. Kinder können sich ihre Eltern nun wahrlich nicht aussuchen, aber auch Eltern haben nur bis zu einem gewissen Grad Einfluss auf Temperament, Charakter und Entwicklung ihrer Kinder. Und unser zunächst so charmanter Partner kann sich nach einigen Wochen bereits als gewalttätiger Tyrann entpuppen.

Zudem hängen wir einem idealisierten Bild von Familie nach, deshalb empfinden wir Berichte über schwerste innerfamiliäre Gewalt als besonders verstörend. Anders als uns Vorabendserien und Werbespots für Fertigpizzen und Margarine weismachen wollen, ist Familie in der Realität häufig deutlich konfliktbehafteter, als wir hoffen.

Zur häuslichen Gewalt zählen Vernachlässigung, Verwahrlosung, Misshandlung der eigenen Eltern wie auch Misshandlung der eigenen Kinder, innerhalb des Geschwisterverbandes und Gewalt in Paarbeziehungen. Der Gewaltbegriff bezieht sich dabei ebenso auf sexuelle wie auf nicht sexuelle Übergriffe.

Darüber hinaus werden auch weitere Taten unter der Gewalt im sozialen Nahraum subsumiert. In eine bundesweite, repräsentative Befragung zu häuslichen Gewalterfahrungen des Kriminologischen Forschungsinstituts Niedersachsen, die zuletzt 2014 durchgeführt wurde, flossen die Erfahrungen von Opfern von Wohnungseinbruchdiebstahl mit ein. In diesen Fällen zählen die Täter zumeist nicht zum sozialen Nahfeld, dringen aber in unseren Schutzraum und unsere persönliche Sicherheitszone ein. Diesen gewaltsamen Übergriff auf unserer privates Umfeld finden wir auch bei dem Phänomen Stalking. Hierbei können die Täter sowohl völlig fremde Personen sein wie auch Personen, zu denen ein oberflächlicher, alltäglicher Kontakt bestanden hat, oder auch Ex-Partner.

Gewalt im sozialen Nahraum wird als besonders traumatisierend erlebt, weil der Ort des persönlichen Schutzes, des Rückzugs, der Geborgenheit nicht mehr zur Verfügung steht. Das gilt ganz besonders für Kinder, die jeden Tag in ein Zuhause zurückkehren, in dem ein misshandelndes Geschwister-, Eltern- oder Stiefelternteil lebt und seine Drangsalierungen häufig unentdeckt oder still geduldet fortsetzen kann. Gewalt im familiären Nahraum macht psychisch obdachlos.

Jeder Mensch wird mindestens einmal in seinem Leben Opfer von Kriminalität im sozialen Nahraum, so das Ergebnis der Befragung des Kriminologischen Forschungsinstituts Niedersachsen. Rund fünf Prozent aller

Befragten berichteten von einem Einbruchversuch. Das Risiko, Opfer eines Wohnungseinbruches zu werden, ist bei Erwachsenen im reiferen Lebensalter höher als bei Jugendlichen und Heranwachsenden; wer in einer Großstadt wohnt, ist eher betroffen als jemand im ländlichen Raum. In mehr als 80 Prozent der Fälle ist der Täter den Opfern unbekannt, lediglich bei acht Prozent stammten die Einbrecher aus dem unmittelbaren Freundeskreis oder waren Familienangehörige.

Mehr als zehn Prozent der befragten Frauen und knapp acht Prozent der Männer erklärten, mindestens einmal häusliche Gewalt erfahren zu haben. Bei Menschen mit türkischem oder mit russischem Migrationshintergrund lag der Anteil bei über zwölf Prozent. 37 Prozent der Täter waren der Vater oder Stiefvater, gefolgt vom Lebenspartner in knapp 27 Prozent der Fälle. Bei Gewalt durch den Lebenspartner sind Frauen häufiger Opfer als Männer. Auch hier sind Frauen mit Migrationshintergrund öfter von häuslicher Gewalt betroffen als Frauen ohne Migrationshintergrund (3,8 Prozent versus 2,4 Prozent). Dies liegt nicht zuletzt an einem stärker ausgeprägten patriarchalen Gesellschafts- und Rollenverständnis von Mann und Frau.

In Deutschland wurde das Züchtigungsrecht des Ehemannes gegenüber der Ehefrau bereits 1928 abgeschafft, also vor fast 90 Jahren. In den Schulen wurde der Einsatz von Körperstrafen in Westdeutschland erst 1973 abgeschafft, und ein Recht auf eine gewaltfreie Erziehung innerhalb der Familie haben Kinder hierzulande (erst) seit 2000. Dennoch gelten Schläge und Ohrfeigen in Teilen der Gesellschaft immer noch als legitime Sanktions- und Erziehungsmittel und werden unter anderem von strenggläubigen Christen unter Bezug auf die Bibel befürwortet.

Im Umgang mit Migranten gab es in der deutschen Rechtsprechung lange Zeit erhebliche Unsicherheiten, inwiefern spezifische kulturell verankerte Normen und Werte bei der Urteilsfindung zu berücksichtigen seien. Bekannt wurde der Fall einer Familienrichterin am Frankfurter Amtsgericht, die 2007 den Antrag einer Deutschen marokkanischer Herkunft auf vorzeitige Scheidung infolge der ehelichen Züchtigung ablehnte, weil der Koran ein solches Züchtigungsrecht des Ehemannes gegenüber der Frau vorsehe und daher für die Frau eine »unzumutbare Härte« nicht vorliege. In der gesellschaftspolitischen Diskussion wurde dazu klar Stellung bezogen, nämlich dass es in Deutschland kein Züchtigungsrecht für muslimische Männer geben könne.

Aber Frauen sind nicht nur Opfer. Gerade im sozialen Nahraum spielt Gewalttätigkeit von Frauen eine besondere Rolle, sei es als misshandelnde oder missbrauchende Mutter, sei es als Frau, die ihren Lebenspartner tötet.

Nach Erhebungen des Bundeskriminalamtes in Wiesbaden machen Frauen seit Jahren rund ein Viertel aller Täter aus. Bei schwerer Gewaltkriminalität sind sie aber stark in der Minderheit und im Hinblick auf sexuelle Gewaltdelikte kaum existent: Rund 12 bis 15 Prozent aller Tötungsdelikte werden von Frauen begangen. Bei Sexualdelikten sind es nur 4,2 Prozent, wobei der tatsächliche Anteil wegen des Dunkelfeldproblems deutlich höher liegen dürfte.

Zwar ist in den letzten Jahren der Anteil der Frauen, die wegen schwerer Gewaltkriminalität verurteilt wurden, um 20 Prozent gestiegen, während bei den Männern ein Rückgang um fünf Prozent zu verzeichnen war. Dennoch sind die Männer weiterhin deutlich in der Mehrheit. Auch in der Forensischen Psychiatrie ist es nicht anders: Nur acht bis zehn Prozent der Patienten sind Frauen. Warum ist das so? Die Erklärungen dafür sind ausgesprochen vielfältig.

In den westlichen Industrieländern suchen Frauen viel eher psychiatrische oder psychotherapeutische Hilfen als Männer. Bei ihnen wird deshalb auch anderthalbmal häufiger eine psychiatrische Diagnose gestellt, und sie befinden sich drei- bis viermal häufiger in psychotherapeutischer Behandlung oder Beratung. Frauen setzen in Krisen eher auf Kommunikation und versprechen sich von der Mitteilung ihrer Probleme häufiger Entlastung und Lösung. Frauen lösen Probleme also vor allem durch Reden und Austausch.

Darüber hinaus gibt es bei Männern und Frauen eine unterschiedlich sensibilisierte Wahrnehmung für Gewalttätigkeit als problematisches Verhalten. Aggressives Verhalten von Frauen wird deutlich früher als auffällig wahrgenommen und zieht deshalb früher sozialpsychiatrische Maßnahmen nach sich. Dazu trägt auch bei, dass Aggressivität bei weiblichen Personen als besonders befremdlich wahrgenommen wird; Frauen werden zudem deutlich engere Toleranzgrenzen gesetzt. Wenn wir eine aggressive Frau beobachten, rufen wir eher die Polizei oder das Ordnungsamt, weil wir vermuten, dass mit ihr etwas nicht stimmt. Auf einen aggressiven Mann reagieren wir verhaltener. Aus dieser sozialen Kontrolle resultiert in vielen Fällen eine stärkere Selbstkontrolle bei Frauen: Sie reagieren seltener offen aggressiv.

Zudem gibt es in unserer westlichen Welt kaum Rollenvorbilder gewaltbereiter Frauen: Weit häufiger ist das Bild des gewalt- und durchsetzungsbereiten, »starken« Mannes, der sich nichts sagen lässt und den keiner aufhalten kann. Frauen fungieren in diesem Kontext weit eher als belangloses beziehungsweise austauschbares Accessoires.

Der wichtigste Grund für die bei Männern stärker ausgeprägte Gewalt ist nach wie vor ein biologischer: Das männliche Geschlechtshormon Testosteron ist beim Menschen für einen höheren Aggressionspegel verantwortlich.

So gibt es einerseits faktische Gründe für eine insgesamt deutlich geringere Gewaltbelastung von Frauen. Allerdings wird aber auch seltener wahrgenommen, wenn von einer Frau tatsächlich eine Gefahr ausgeht.

Gerade im Zusammenhang mit psychischen Störungen wird die Gewaltbereitschaft von Frauen oftmals viel zu lange deutlich bagatellisiert. Ein besonders dramatisches Beispiel für eine Fehleinschätzung des Gewaltrisikos ist der Fall einer Frau mittleren Alters, die seit vielen Jahren an einer paranoid-halluzinatorischen Schizophrenie erkrankt war. Immer wieder hatte sie verschiedene Personen wahllos mit einem Messer attackiert – jedoch ohne Konsequenzen –, bis sie eines Tages in die Wohnung eines im selben Mietshaus wohnenden jungen Studenten eindrang und ihn erstach. Das Motiv waren hochgradig psychotische Ideen: Sie wähnte sich jede Nacht durch diesen Studenten und andere Männer vergewaltigt – was allerdings definitiv nicht der Fall war.

Gerade Psychosen bewirken bei Frauen eine höhere Gewaltbereitschaft als bei Männern. Diese kann sich durchaus auf völlig fremde Personen beziehen, die in einen Wahn eingebaut werden.

Zumeist treffen solche schweren Gewaltdelikte aber Menschen aus dem unmittelbaren sozialen Umfeld, also den eigenen Ehemann, die Kinder oder auch die Eltern.

Am 5. Oktober 2012 berichtete 3sat im Rahmen einer dreiteiligen Dokumentationsserie über spektakuläre Mordfälle von Frauen, die in die Kriminalgeschichte Deutschlands eingegangen sind. Darunter befindet sich auch der mittlerweile 50 Jahre zurückliegende sogenannte Enzianmord. Die 25-jährige Hausfrau und Mutter zweier Kinder Christel Müller hatte versucht, ihren Ehemann mittels eines mit Blausäure vergifteten Enzianschnapses umzubringen, doch durch einen Zufall starb jemand anders: Ihr Mann, Manfred Müller, hatte sich im Februar 1967 auf einem Lehrgang beim Deutschen Wetterdienst in Fürstenfeldbruck befunden, als er ein Paket mit Katzenzungen und einem Krug Enzianschnaps von einem unbekannten Absender erhielt. Den Präsenten beigelegt war damals ein Zettel mit der Aufschrift »Gruß aus der Pfalz, aber alleine trinken und mit Genuss«. Ahnungslos verabreichte Müller seinem erkälteten Seminarteilnehmer Blumoser ein Glas Schnaps, worauf der kurze Zeit später zusammenbrach und noch am selben Abend im Krankenhaus starb. Wie die Kriminalpolizei später ermitteln konnte, hatte Christel Müller ein Verhältnis mit einem Kfz-Mechaniker. Dieser wiederum hatte einen Freund, der ihm Blausäure besorgte. Das Paar mischte das hochwirksame Gift in den Schnaps, und die untreue Ehefrau brachte das Paket zur Post. Christel Müller und ihr damaliger Liebhaber wurden wegen versuchten Mordes an Manfred Müller und wegen fahrlässiger Tötung des Albert Blumoser jeweils zu 15 Jahren Haft verurteilt.

Giftmord, so das Klischee, sei eine typische Tötungsart von Frauen. Zudem heißt es, Frauen töten denjenigen, den sie loswerden wollen, während Männer oftmals die Person ermorden, die sie eigentlich behalten wollen.

Stimmt das? Ist an diesen Aussagen etwas dran? Und welche Motive stecken hinter schweren Gewaltdelikten von Frauen? Sind auch sie überwiegend Ausdruck von Hass und Gewalt, oder gibt es auch andere Beweggründe?

Wenn Frauen ihre Lebenspartner oder Ehemänner töten, dann handelt es sich in der Regel entweder um sogenannte Tyrannenmorde – der über Jahre hinweg drangsalierende und schwer gewalttätige Partner wird eines Tages im Schlaf erstochen oder erschlagen; oder aber der aktuelle Lebensgefährte soll getötet werden, weil er dem neuen Liebesglück mit einem anderen Partner im Wege steht.

Vielleicht denken Sie nun: Das ist doch kein Grund; warum trennt sie sich nicht einfach? Sie haben recht. Um dies zu tun, müsste die Frau aber konfliktbereit und konfliktfähig sein. Sie müsste bereit sein, dem Lebenspartner entgegenzutreten und zu sagen, dass sie die Beziehung aufkündigen will und es einen anderen Partner gibt. Die Frau müsste dies vielleicht einem Menschen sagen, der noch an die bestehende Beziehung glaubt. Sie müsste Farbe bekennen. Kurzum sie müsste erwachsen agieren. Gerade Frauen, die ihre Partner töten oder – häufiger noch – töten lassen, weil sie sich mit dem neuen Partner eine bessere Zukunft erträumen, sind häufig Menschen, die die klare Auseinandersetzung scheuen und lieber dem irrealen Wunschdenken nachhängen, der andere möge sich einfach in Luft auflösen, einfach »weg sein«. Da jedoch ein Mensch nicht einfach so verschwindet, muss nachgeholfen werden.

Es kommt deshalb mitunter zu massiven Gewaltstraftaten, die zu schweren Verletzungen des Opfers oder auch zu dessen Tode führen. Während der Tatausführung treten zum Teil groteske Komplikationen ein, weil der mit einigen Tausend Euro bezahlte Auftragsmörder jemand ist, der bislang eher im kleinkriminellen Bereich aktiv war und erhebliche Probleme mit der Auftragserfüllung hat.

Vor mehreren Jahren besuchte ich eine Frau im Gefängnis, um für ein Gutachten eine Gefährlichkeitsprognose zu erstellen. Sie war im Alter von 29 Jahren wegen versuchten Mordes zu einer 15 Jahre währenden Freiheitsstrafe verurteilt worden. Carmen B. hatte vor ihrer Haftstrafe in einer mittelgroßen Stadt die Modeboutique eines bekannten Labels auf Franchise-Basis geführt. Sie war auch nach all den Jahren in der Haft eine gepflegte, nach wie vor jugendlich wirkende, schlanke und freundlich-zugewandte Erscheinung, von jener glatten, professionellen Höflichkeit, wie sie gut geschulte Verkäuferinnen im Einzelhandel ihren Kundinnen entgegenbringen. Carmen B. war verheiratet gewesen mit dem Bürokaufmann Hartmut B., ein etwas biederer, aber zuverlässiger Mann. Beide verdienten gemeinsam nicht schlecht, und es reichte für ein kleines Einfamilienhaus in einem Vorort im Grünen. Kinder hatte das Ehepaar bislang nicht, weil Hartmut B. vorerst keine wollte.

Eines Tages trat im Fitnessstudio, das Carmen B. regelmäßig nach Ladenschluss besuchte, ein neuer

Personal Trainer seinen Dienst an. Sylvester H. war ein braun gebrannter, durchtrainierter, smarter Mann mit asymmetrisch-modischem Haarschnitt und einer großflächigen Tätowierung auf dem rechten Oberarm, was zu jener Zeit, Anfang der Neunzigerjahre, noch weit ungewöhnlicher als heute war. Er lud Carmen B. nach dem Training zunächst an die Bar des Fitnessstudios auf einen Drink ein, in den folgenden Wochen in stylische Bars, deren Besitzer er kannte. Binnen kurzer Zeit hatte Carmen B. eine Affäre mit Sylvester H.

An diesem Mann faszinierte sie alles. Er sah nicht nur überdurchschnittlich sportlich aus und kam ihr viel »cooler« vor als ihr Ehemann, den sie schon mit 20 Jahren kennengelernt und mit 22 geheiratet hatte, sondern er kannte schicke Clubs, trat weltgewandt und lässig auf und erzählte von seinen Jobs als Animateur bei großen Reiseveranstaltern. Carmen B. fantasierte sich ein Leben mit Sommer, Sonne, Strand und Mondänität zusammen, das sich stark unterschied von ihrem Dasein in der Vorstadt in biederer Sicherheit.

Ihrem Mann erklärte sie zunächst, sie habe längere Geschäftstermine im Anschluss an die Ladenöffnungszeiten, später schob sie längere zusätzliche Fitnessangebote und besondere Kurse vor, und so manches Mal musste eine gute Freundin als Alibi herhalten, die angeblich großen Liebeskummer hatte und der abendlichen – und später auch nächtlichen – Anwesenheit von Carmen B. bedurfte. Das ging ungefähr acht Wochen so, bis Hartmut B. die Sache seltsam vorkam und er seine Frau zur Rede stellte. Carmen B. bestritt energisch, einen anderen zu haben, und begründete ihre zunehmende Unleidlichkeit ihm gegenüber mit beruflichem Stress. Doch ihr war klar: Es musste etwas geschehen.

»Wie kamen Sie dann auf die Idee, Ihren Mann töten zu lassen?«

Carmen B.: »Also, so ging es überhaupt nicht mehr weiter. Ich war schon nach acht Wochen völlig mit den Nerven am Ende. Diese ständigen Ausreden meinem Mann gegenüber … Ich hatte einerseits ein schlechtes Gewissen, denn ich mochte meinen Mann ja auch. Ich hatte ja nicht wirklich etwas gegen ihn. Aber Sylvester fand ich toll. Ich wollte eigentlich immer ein Leben mit mehr Flair, und ich dachte, bei Sylvester kriege ich das.«

»Was wussten Sie eigentlich über Sylvester?«

»Im Grunde nichts. Ich wusste, dass er mal eine kaufmännische Lehre gemacht hatte. Ich habe ja erst später erfahren, dass er die gar nicht zu Ende gemacht hat, weil er vorbestraft war. Ich fand ihn einfach toll. Er sah gut aus, er war charmant, er gab mir das Gefühl, dass ich begehrenswert bin. Er sah jedes neue Kleid an mir. Mein Mann sah nie etwas. Hartmut war lieb, nett, zuverlässig, ein grundanständiger Kerl. Aber er war halt auch fad. Ich konnte bei Sylvester ganz Frau sein.«

»*Hatten Sie denn mal überlegt, ob diese Affäre eine vergleichbare Basis gehabt hätte?*«

»Nein, darüber habe ich mir keinen Kopf gemacht. Oder vielmehr: So ab und zu dachte ich mir natürlich schon, dass das irgendwie verrückt ist, aber das wollte ich dann auch nicht wahrhaben. Ich habe diese Zweifel beiseitegeschoben ... Ich habe natürlich auch mit meiner Freundin darüber gesprochen, die ja für unsere Affäre quasi Schmiere stand. Sie sagte mir immer, ich soll das genießen, aber nicht ernst nehmen. Das konnte ich aber nicht. Ich war hin und weg.«

»*Aber Sie hätten doch auch alternativ ein Gespräch mit Ihrem Mann führen können, vielleicht sogar unter Zuhilfenahme eines Freundes oder eines professionellen Dritten?*«

»Das habe ich nicht übers Herz gebracht. Ich wollte ihn doch nicht so kränken. Ich wollte ihm nicht wehtun.«

»*Aber Sie haben jemandem 5.000 D-Mark gegeben, um Ihren Mann mit einer Axt zu erschlagen.*«

»Ach Gott, das ist alles so schrecklich gewesen ... Einfach entsetzlich ... Ich konnte es ihm nicht sagen. Dann hatte ich auch Angst vor den ganzen Folgen. Das Haus, die Trennung, der ganze Stress, der ganze Ärger mit seiner Familie ... Ich wollte einfach nur, dass es aufhört und dass er weg ist. Und dann habe ich mir immer öfter vorgestellt, er ist einfach weg, er hat einen Unfall, er verunglückt, er kommt nicht wieder ... Und ich habe so geheult dabei, weil ich das doch auch nicht wollte ... Aber das wäre eine Lösung gewesen.«

»Haben Sie mal daran gedacht, den Wagen zu manipulieren?«

»Nein, das nicht. Ich habe oft mit Sylvester gesprochen, dass ich einfach wünschte, mein Mann wäre weg. Und dann hat sich das so allmählich ergeben. Erst haben wir eigentlich Witze darüber gemacht, eher so makaber ... Und dann hat sich das allmählich so hochgeschaukelt, und ich habe mal – eher im Spaß – gefragt, ob er nicht einen kennt ... Ja, und dann hat sich das so konsequent weiterentwickelt. Sylvester kannte jemanden, der wieder jemanden kannte, und das war dann dieser D. Dem habe ich 5.000 DM gegeben. Also, Sylvester hat mir die Telefonnummer von D. gegeben, und wir haben uns dann mal getroffen, und ich habe dem erzählt, dass mein Mann ein total brutaler Kerl ist, der mich tyrannisiert, und dass ich in Angst lebe und dass auch Sylvester von ihm bedroht wird ... Und dann entstand der Plan, dass ich nachts nicht da bin und D. sich bei uns ins Haus schleicht und meinen Mann erschlägt. Ich hatte ihm dazu einen Schlüssel gegeben. Und damit es dann nach Einbruch aussieht, hätte er nach der Tötung meines Mannes eine Fensterscheibe einschlagen sollen. Ich hätte auf keinen Fall dabei sein können ...«

In der Tatnacht nächtigte Carmen B. angeblich wieder einmal bei ihrer liebeskranken Freundin. Der angeheuerte D. verschaffte sich mit dem geliehenen Schlüssel und einer Axt mitten in der Nacht Zugang zum Haus. Er stolperte jedoch im Dunkeln im Eingang über ein paar Sportschuhe, und Hartmut B. wachte aus seinem seit Wochen ohnehin nur leichten Schlaf auf. Er rief nach seiner Frau. Als er aber keine Antwort erhielt, stand er auf, ging die Treppe hinunter und sah am Treppenabsatz den mit einer Axt bewaffneten fremden Mann. D. stürzte auf den Ehemann zu und schlug auf ihn ein. Es entwickelte sich ein intensiver Zweikampf der beiden Männer. Hartmut B.

kämpfte, an der Schulter schwer verletzt, um sein Leben. Schließlich gelang es ihm tatsächlich, den Eindringling in die Flucht zu schlagen und die Polizei zu rufen.

Der Fall von Carmen B. ist typisch für Frauen mit einer eher kindlich-histrionischen (früher als hysterisch bezeichneten) Persönlichkeitsstruktur, die einerseits konfliktscheu sind, andererseits in der geradezu kindlichen Vorstellung, dass sich alles Unerwünschte einfach in Luft auflösen möge, zu durchaus kriminellen Lösungsansätzen greifen. Der neue Prinz, der um so vieles besser ist als der angeheiratete, versteht die Bedürfnisse der Frau nach Beachtung, Bewunderung, Glanz und Glamour. Es geht dabei oftmals nicht um eine wirkliche emotionale Bindung, sondern um das Bild von einer romantischen Liebe – die aber keine tiefere Basis hat.

Das unausgesprochene Hauptbedürfnis von histrionischen Persönlichkeiten ist Wichtigkeit. Die Betroffenen wollen in hohem Maße von anderen wahrgenommen und gehört werden. Da sie immer das Gefühl haben, dass sie im Grunde anderen Menschen nicht wichtig sind, legen sie es in ihrem Verhalten sehr darauf an, dass man sie unbedingt wahrnimmt. Daraus resultiert eine Neigung zur Dramatisierung. Wenn man ausgeprägt histrionischen Menschen zuhört, dann ist alles, was sie schildern, immer »total toll« oder »super« und »fantastisch« oder aber »grauenvoll« und »absolut megaentsetzlich«. Dass Frauen mit dieser Struktur oftmals Hilfe bei der Tötung ihres im Wege stehenden Partners in Anspruch nehmen, passt zu dem Bedürfnis, sich als hilflos und unterstützungsbedürftig darzustellen. Der Kontrast zwischen der bekundeten Unmöglichkeit, dem mehr oder minder ahnungslosen Partner die Trennung anzutragen, und der recht kaltblütigen Bereitschaft, seine Tötung in Auftrag zu geben, mutet bizarr an, kommt aber in solchen Fällen immer wieder vor. Und da die Auftraggeberin ja örtlich und zeitlich nicht beteiligt ist, kann die Fantasie, dass der störende Partner einfach verschwindet, aufrechterhalten werden.

Carmen B. und die Enzianmörderin, zwei Frauen, die Jahrzehnte trennen, haben eines gemeinsam: Bei beiden ging es um die Tötung eines als störend und hinderlich empfundenen Ehemannes, der sich aber im Grunde nichts hatte zu Schulden kommen lassen. Insofern sind beide Frauen Beispiele für Taten, die man motivisch als »Hinderniselimination« beschreiben könnte.

Wie Sie sehen, muss nicht immer Gift im Spiel sein. Giftmorde haben aber mit Auftragsmorden eine Gemeinsamkeit: Man muss bei dem eigentlichen Akt der Tötung nicht zugegen und keinesfalls selbst körperlich beteiligt sein, sondern kann sich distanzieren. Man kann dem Partner eine Mahlzeit vorbereiten oder auch servieren und geht dann, während das Gift seine unselige Wirkung entfaltet. Zu der Erklärung »Ich kann es nicht gewesen sein, denn ich war ja nicht da« kommt das innere Alibi der Distanzierung von der eigentlichen Tötungshandlung, weil die Tötung im Falle des Auftragsmörders ja faktisch von einer anderen Person versucht oder vorgenommen wird und im Falle des Giftes das Opfer selbst die letzte entscheidende Handlung vornimmt, nämlich das Vergiftete zu sich zu nehmen.

In diesen beiden obigen Fällen geht es darum, eine Person zu töten, die in irgendeiner Weise als störend empfunden wird. Eine andere Motivlage liegt bei jenen Krankenschwestern und Krankenpflegern vor, die in Serien Patienten in Pflegeheimen und Krankenhäusern töten, den sogenannten Todesengeln. Sie geben häufig vor, ihnen ginge es darum, Menschen von ihrem gesundheitlichen Leiden zu »erlösen«, allerdings ohne dass diese Menschen eine solche Erlösung tatsächlich wollen. Dahinter jedoch stehen oftmals unausgesprochene erhebliche Aggressionen und ein Hass auf die Personen, die durch Krankheit und Leid die Pflegenden an ihre eigenen Grenzen bringen, oder auch ein malignes narzisstisches Machtgefühl, das dadurch befriedigt wird, sprichwörtlich Herr über Leben und Tod zu sein.

Eine äußerst seltsame Form der Elimination eines vermeintlichen Hindernisses ist der Fall der Hausärztin Dorothea M. Als sie nicht mehr praktizierte, ging sie zur Polizei und gestand, als Hausärztin mindestens vier Patienten bewusst und vorsätzlich getötet zu haben. Sie erklärte, sie habe aus Überdruss vier hochbetagte krebskranke Patienten mit einer tödlichen Medikamentendosis umgebracht und anschließend als Hausärztin selbst den Totenschein ausgestellt.

Als ich Dorothea M. in der Untersuchungshaft aufsuche, um sie im Auftrag der Staatsanwaltschaft zur Frage der Schuldfähigkeit zu untersuchen, treffe ich auf eine schlanke, sehr gepflegte Frau Ende 50, die – für eine Untersuchungshaftsituation eher ungewöhnlich – ein schwarzes Cocktailkleid mit rotem Lurexschal trägt, als ob sie zu einem Cocktailempfang oder einer Vernissage wolle.

Sie erzählt mir ihr Leben, berichtet von ihrer Kindheit in geordneten Verhältnissen, dem Tod der Mutter nach einem schweren Asthmaanfall, als sie im Alter von 18 Jahren kurz vor dem Abitur stand, von ihrem Wunschstudium der Humanmedizin und ihrer frühen Ehe mit einem erfolgreichen Firmeninhaber für Büromaschinen. Ihren 15 Jahre älteren Ehemann hatte sie während ihres Studiums kennengelernt. Nach dem Studium absolvierte sie die Weiterbildung zur Fachärztin für Allgemeinmedizin und übernahm eine Hausarztpraxis. Während dieser Zeit gebar sie einen Sohn, der mittlerweile selbst Medizin studiert. Eine späte zweite Schwangerschaft wurde unterbrochen, weil das Kind schwere Fehlbildungen aufwies.

Warum hat diese Frau, die stets abgesichert in materiell überdurchschnittlich guten Verhältnissen gelebt hat, mehrere Patienten getötet? Als sie sich bei der Polizei selbst anzeigte, lagen diese Fälle mehr als 14 Jahre zurück – was hat sie bewogen, sich ausgerechnet jetzt zu stellen?

Dorothea M. berichtete mir, dass sie sich nach der abgebrochenen Schwangerschaft in eine Therapie bei einer Heilerin begeben hatte. Sie habe wissen wollen, welche Schicksalsschläge das Leben noch für sie bereithalte. Die Heilerin habe behauptet, dass an ihrer Aura erkennbar sei, dass sie, Dorothea M., in einem früheren Leben eine Serienmörderin gewesen sei und dass die Zeugung des schwer fehlgebildeten Kindes auf einer feinstofflich energetischen Ebene mit ihren Missetaten aus ihrem früheren Leben zusammenhinge. Dorothea M. war zutiefst erschrocken, auch verunsichert, weil sie sich an keinerlei frühere Leben geschweige denn darin begangene Verbrechen erinnern konnte. Sie fing auf Empfehlung ihrer Heilerin an zu meditieren, ohne allerdings darin angeleitet zu werden. Zudem fuhr sie jeden Monat zweimal zu der entfernt praktizierenden Heilerin, um mit ihr zu sprechen.

Ihrem Mann erzählte Dorothea M. zwar von der These, die die Missbildung des ungeborenen Kindes erklären sollte, aber dieser hatte für derlei wenig übrig. Er legte ihr drängend nahe, die abgebrochene Schwangerschaft endlich auf sich beruhen zu lassen. Sie sei schließlich Medizinerin und wüsste doch wohl besser als er, dass es Fehlbildungen gebe und dass gerade Schwangerschaften in höherem Alter nicht risikolos seien. Es hatte eben nicht sollen sein. Außerdem hätten sie ja einen gemeinsamen Sohn, der gesund sei und seinen Weg mache. Und damit basta. Deutlich entgegenkommender zeigte sich Herr M., wenn sie für seine Freunde die gute Gastgeberin gab oder am Wochenende bei Charity-Aktionen teilnahm. Dann legte er seinen Arm um ihre Schultern, schüttelte sie ein wenig, gab ihr einen Kuss auf die Wange und sagte laut vernehmlich vor anderen: »Dorothea, du bist mein Goldstück. Was wär ich nur ohne dich ...«

Da die Ehe im Laufe der Jahren abgekühlt war und Dorothea M. sich nach mehr Aufmerksamkeit sehnte, besuchte sie weiterhin Sitzungen bei der Heilerin, außerdem chattete sie mit ihr am Computer. Eines Tages entdeckte diese Spuren von vier Toten in der Aura der früheren Hausärztin. Sie sagte ihr auf den Kopf zu, dass sie in ihrer Praxis vier Patienten zu Tode gespritzt habe und sich jetzt endlich der Polizei stellen solle, damit nicht der Sohn ihre Sünden in seinem Leben stellvertretend für sie büßen müsse. Dorothea M. konnte sich nicht erinnern, je so etwas getan zu haben, auch wusste sie nicht, wer die Opfer hätten sein sollen, aber sie bekam die Hausaufgabe, über diese vier Toten nachzudenken. Das tat sie. Dabei wurde ihr schlagartig klar: Sie hatte Herrn Z., Herrn M., Frau B. und Herrn K. mit Spritzen behandelt und ihnen dabei tödliche Dosen eines Morphinderivats gespritzt. So war es gewesen. Dorothea M. ging daraufhin zur Polizei und zeigte sich an.

Ich fragte sie nach den Gründen, und Dorothea M. antwortete, dass sie der Behandlung dieser Krebspatienten überdrüssig geworden sei. Sie seien ihr in ihrem

Siechtum lästig geworden, deshalb habe sie gehofft, dass sie bald sterben würden.

Während des Gespräches mit mir fiel eine ausgesprochen esoterische Wortwahl auf. Zudem waren alle Angaben so unkonkret und so unplausibel, dass ich stutzig wurde. Zum Glück lagen mir ausführliche Chats von Dorothea M. mit ihrer Heilerin vor. Diese machten sehr anschaulich, dass es sich bei der Heilerin um eine hochgradig machtbewusste und hoch manipulative Person handelte, die ihre Klientin, eine offenkundig nach Aufmerksamkeit und Zuwendung suchende, nun wirklich nicht unintelligente, jedoch leicht beeinflussbare, unsichere Frau, massiv unter Druck setzte.

Ich teilte der Staatsanwaltschaft mit, dass – sofern es diese Tötungsdelikte überhaupt gegeben habe – Dorothea M. als Ärztin nicht psychisch krank gewesen sei und wenn, dann jedenfalls voll schuldfähig wäre. Allerdings hätte ich erhebliche Zweifel an der ganzen Geschichte, deshalb würde ich dringend empfehlen, nicht nur ein psychiatrisches Gutachten zu machen, sondern auch einen Experten der Aussagepsychologie hinzuzuziehen, um die Aussagen von Dorothea M. auf ihre Glaubhaftigkeit hin zu überprüfen. Dies geschah. Es stellte sich heraus: Bei dem Geständnis handelte es sich um eine induzierte Scheinerinnerung. Alles Schall und Rauch. Dorothea M. war eine leicht zu manipulierende Frau, die sich sehr nach Liebe und Aufmerksamkeit sehnte. Zudem haderte sie innerlich mit dem Schwangerschaftsabbruch und machte sich immer wieder Vorwürfe, deshalb war sie hoch empfänglich für Schuldgefühle und den Vorwurf, sie hätte Leben beendet.

Dorothea M. kam nicht ins Gefängnis. Was mit der Heilerin passierte, ist mir leider nicht bekannt. Aber wen von beiden ich als die Gefährlichere einschätze, können Sie sicher erahnen.

Gewaltausübung durch Frauen ist, wie wir oben gesehen haben, seltener als durch Männer, aber dennoch gibt es sie – auch in einer Hinsicht, die zu einem der letzten Tabus unserer Gesellschaft gehört: sexueller Missbrauch durch Frauen.

Für diese Tabuisierung gibt es verschiedene Gründe: In den letzten 40 Jahren wurde aus feministischer Perspektive sexuelle Gewalt stets als grundsätzlich männliche Gewalt betrachtet. Eine viel längere Denktradition hat die christlich geprägte Mütterlichkeitsmythologie, die ein Frauenbild der sexualitätslosen, *reinen* Mutter (Maria) vermittelt. Weil Frauen in unserer Gesellschaft per se deutlich seltener sexuelle Absichten unterstellt werden als Männern, und weil sexuell abweichende Handlungen von Frauen im öffentlichen Bewusstsein weniger verankert sind, werden sexuell übergriffige Taten, die bei Männern längst stutzig machen würden, bei Frauen als Berührung »aus Versehen« oder als besonders akribische Reinlichkeitspflege oder Ähnliches umgedeutet. Da Frauen eher mit der Fürsorge von Kindern betraut sind, fällt es jenen unter ihnen, die pädosexuell veranlagt sind, leichter, körperliche Kontakte zu kleinen Kindern als erzieherische Aufgabe zu tarnen.

Im Gespräch mit Männern, die ihre Jugendzeit in Heimen und anderen staatlichen Fürsorgeeinrichtungen verbrachten und dabei Kontakt zu jungen erwachsenen Erzieherinnen hatten, ist mir ein weiterer Aspekt immer wieder aufgefallen: Ergab sich zwischen einem 15-jährigen, frühreif erscheinenden Jugendlichen und der Erzieherin, Anfang 20, ein verbotener sexueller Kontakt, erzählen mir die Männer, dass sie diese Situation damals nicht als Straftat oder gar als sexuellen Missbrauch Schutzbefohlener wahrgenommen hätten. Vielmehr reagierten sie auf meine Frage danach regelmäßig verblüfft und berichteten, wie stolz sie damals gewesen seien, das Interesse einer erfahreneren Partnerin gewonnen zu haben. Wird aber ein männlicher Erzieher gegenüber dem 15-Jährigen übergriffig, spricht der Betroffene sehr viel eher von einer sexuellen Missbrauchserfahrung.

Ganz anders hingegen berichten Männer von Heimerfahrungen während der Kindheit, wenn zum Beispiel Ordensschwestern geradezu sadistisch anmutende Reinlichkeitsrituale praktizierten. Hinter den zum Einsatz kommenden Wurzelbürsten und Scheuerpulvern dürften deutlich andere Interessen gestanden haben als die Sorge um die Reinlichkeit der kindlichen Schutzbefohlenen.

Noch eigentümlicher ist der Umstand, dass Frauen nach wie vor in der Gesellschaft nicht nur deutlich weniger Interesse an Sexualität zugeschrieben wird, sondern dass sie auch dann nicht als Sexualstraftäterinnen gelten, wenn sie sich erwiesenermaßen sehr aktiv an solchen Taten beteiligt haben. Da wird aus einem sexuellen Missbrauch eine Körperverletzung, und waren Frauen an sexuellen Handlungen in einer Gruppe beteiligt, bleibt es oft bei der Beihilfe zu einer Straftat. Männer können mit WC-Bürsten vergewaltigen, Frauen begehen in der gleichen Situation in strafrechtlicher Hinsicht eher eine Körperverletzung.

Sexuelle Präferenzstörungen gibt es nicht nur bei Männern, wie wir ja im Kapitel zur sexuellen Gewalt schon gesehen haben, sondern grundsätzlich auch bei Frauen, wenn auch seltener. Weibliche sexuelle Präferenzstörungen werden im Regelfall in der Psychiatrie nicht gesondert diagnostiziert, sondern bestenfalls als Symptom einer anderen psychischen Störung identifiziert, insbesondere bei Borderline-Störungen. Je nach Studie finden sich bei pädosexuellen Delikten in zehn bis 30 Prozent der Fälle Täterinnen. Deren Motive reichen von einer pädosexuellen Orientierung bis hin zu Machtmissbrauch oder verfehltem Partnerersatz.

Die Methoden der Täterinnen sind durchaus vergleichbar mit denen männlicher Täter. Es geht um Verführung, Überredung, offenen Machtmissbrauch, Nutzung von Pornografie, Zuschauenlassen bei erwachsenen sexuellen Handlungen, Förderung von Prostitution. Psychodynamisch haben sexuelle Missbrauchshandlungen von

Frauen letztlich dieselben motivischen Funktionen wie diejenigen von Männern: Es geht um Trost, Abwehr von Depressionen, Reinszenierung eigener Traumata, Macht, Kontrolle, Dominanz, Anerkennung und den Missbrauch als Ersatzpartner. Dabei mangelt es an echter emotionaler Bindung bei gleichzeitig vorliegender Erotisierung und Sexualisierung von Beziehungen. Viele der Frauen, die sexuelle Übergriffe auf Kinder begehen, sind selbst Opfer sexuellen Missbrauchs gewesen. Einer Studie zufolge missbrauchten 55 bis 59 Prozent der Täterinnen ausschließlich die eigenen Kinder, 30 Prozent Kinder im unmittelbaren sozialen Nahfeld und nur ein kleiner Teil fremde Kinder. Viele dieser Mütter waren jedoch auch in nicht sexueller Weise ihren Kindern gegenüber gewalttätig.

Dass sexueller Missbrauch durch Frauen weiterhin als gesellschaftliches Tabu aufrechterhalten wird, liegt unter anderem daran, dass sexuelle Kontakte zwischen Frauen und Jungen offenbar eher als »Einweisung in die Sexualität« missverstanden und auch von den Opfern selbst so umgedeutet werden, sowie meine oben erwähnten Gespräche mit Männern zeigen. Dies spielt gerade auch beim Mutter-Sohn-Missbrauch eine Rolle, da in dieser Konstellation für den Sohn die Opferposition nur schwer zu akzeptieren ist, da sie der tradierten männlichen Rolle widerspricht. Diese Umdeutung spiegelt sich in verschiedenen Untersuchungen wider, die der Frage nachgingen, wie männliche Opfer im Nachhinein den heterosexuellen Missbrauch beurteilen. 50 Prozent der durch Frauen missbrauchten Jungen bewerteten das Ereignis später als positiv, jedoch nur 16 Prozent der homosexuell missbrauchten Jungen deuteten das Erleben ebenfalls positiv um.

Aufschlussreich ist in diesem Zusammenhang eine Studie zur unterschiedlichen Wahrnehmung sexualisierter Übergriffe in unserer Gesellschaft. Bei einer Befragung von 670 Jugendlichen und jungen Erwachsenen, die fiktive Szenen möglicher pädosexueller Übergriffe beurteilen sollten, gab es in den Einschätzungen zwischen den befragten Männern und Frauen keinen Unterschied. Aber: Die fiktiven Szenen, die Handlungen zwischen einem Mann und einem Mädchen zeigten, wurden viel häufiger als sexueller Missbrauch wahrgenommen als die gleichen Szenen zwischen einer Frau und einem Jungen. So sollten die Studienteilnehmer zum Beispiel sagen, wie sie es einschätzen, wenn die Freundin einer Mutter deren 14 Jahre alten Sohn am FKK-Strand fotografiert. Nur fünf Prozent der Befragten ordneten diese Szene einem sexuellen Missbrauchsgeschehen zu. Ging es jedoch um die Frage, wie es zu beurteilen sei, wenn ein Freund des Vaters die 14-jährige Tochter in der gleichen Situation fotografiert, gaben 21 Prozent der Befragten an, dass es sich hier um einen sexuellen Missbrauch handele.

Diese gesellschaftlich weitverbreitete und verzerrte Sichtweise ermöglicht eine hohe Dunkelziffer bei pädosexuellen Handlungen von Frauen.

Ein ähnlich hoch problematisches Thema sind Kindesmisshandlungen. Auch hier finden wir männliche wie weibliche Täter. Nach Angaben von UNICEF (2003) starben zwischen 1995 und 1999 in Deutschland jährlich 0,8 von 100 000 Kindern unter 15 Jahren an den Folgen von Misshandlung oder Vernachlässigung. Dies entspricht zwischen 74 und 96 Kindern pro Jahr.

Es mag überraschen, aber auch misshandelnde Eltern sind keine einheitliche Gruppe, was Motive und Gründe angeht. Es gibt aber deutliche Hinweise darauf, dass Eltern, die ihre – oftmals sehr kleinen – Kinder misshandeln, die Emotionen, die sich im Gesichtsausdruck ihres Kindes spiegeln, schlechter erkennen können und falsch deuten. Misshandelnde Mütter reagieren auf Videoaufnahmen von schreienden Säuglingen mit mehr Stress und Aversion als Kontrollgruppen; sogar das Lächeln eines Säuglinges setzt sie unter Druck: Sie fühlen sich nicht an-, sondern ausgelacht.

Bei jedem unerwünschten oder unerwarteten Verhalten des Kindes – sei es Schlaflosigkeit oder Nahrungsverweigerung – reagieren sie völlig überfordert und in der Folge gewalttätig. Kindliche Missgeschicke oder auch einfach spezifisch kindliches Unvermögen werden als Ungehorsam und gezielte Provokation des Kindes gegen die Eltern missverstanden. Oder es werden dem Kind schlechte Charaktereigenschaften zugeordnet, die es möglichst früh und radikal abzutrainieren gilt.

Aus psychodynamischer Sicht handelt es sich hierbei um Projektion negativer Selbstanteile auf das Kind. Eine Therapie ist bedauerlicherweise kein Garant, dass die Misshandlungen auf Dauer aufhören. Bis zu 68 Prozent der in Therapie befindlichen Eltern führen die Misshandlungen fort. Studien zufolge misshandeln Eltern ihre Kinder in rund 40 Prozent der Fälle gemeinsam. Die Tötung von Kindern, um eine zuvor ausgeübte schwere Kindesmisshandlung zu vertuschen, wird allerdings fast nur von Männern begangen. Auch bei der Misshandlung Jugendlicher überwiegen Männer mit über 90 Prozent bei Weitem. Bei sehr jungen Kindern hingegen dominieren unterschiedlichen Studien zufolge bei 55 bis 67 Prozent weibliche Täterinnen.

Eine besondere Form der Kindesmisshandlung ist das Münchhausen-by-Proxy-Syndrom, also das heimliche Beibringen von körperlichen oder psychischen Krankheitssymptomen beim Kind mit dem Ziel, komplexe Interaktionen zwischen Mutter, Kind und Arzt herbeizuführen. Auf diese Weise kommt eine Kette zahlreicher Arztbesuche und Untersuchungen in Gang; eine Heilung der Beschwerden des Kindes ist jedoch nur möglich, wenn die Täterin und das Kind konsequent voneinander getrennt werden. Manchmal gelingt es mittels Videoüberwachung in Kliniken, das Verhalten der Mutter zu dokumentieren und damit die Misshandlung des Kindes klar nachzuweisen. Beim Münchhausen-by-Proxy-Syndrom sind mindestens drei Viertel der Täter

Frauen. Sie sind oftmals überidentifiziert mit medizinischem Personal und zeigen selbst schwere Persönlichkeitsstörungen. Die Kindsväter hingegen sind zumeist sehr passiv und von den Kindsmüttern abhängig. Sie neigen dazu, die Misshandlungen ihrer Partnerin gegenüber dem Kind zu leugnen. Damit hat diese Art der Paardynamik etwas Spiegelbildliches zu jenen Paaren, bei denen die Partnerin die sexuellen Handlungen des Partners am Kind leugnet.

Es gibt unterschiedliche Typen von Müttern, die ein Münchhausen-by-Proxy-Syndrom aufweisen: jene einer sehr häufigen Symptominszenierung, Frauen, die bei offener Konfrontation Hilfen annehmen, sowie jene, die vehement auf der Behandlung faktisch nicht vorhandener Beschwerden bestehen.

Warum handeln diese Frauen so? Die Gründe sind vielfältig und Ausdruck einer schweren Persönlichkeitsproblematik bei der Mutter. Unter anderem geht es darum, ständig für das Kind der vermeintlich lebensrettende Engel zu sein, indem die Mutter die frisch beigebrachten gesundheitlichen Störungen sofort »erkennt« und den Arzt aufsucht. Das Motiv ist die Anerkennung als »vorbildliche Mutter«. Doch dahinter liegt die tiefer gehende Ursache, dass das Kind als Bedrohung für die Mutter erlebt und deswegen aggressiv angegangen wird.

Auch Kindstötungen innerhalb der Familie fallen in den Bereich der Gewalt im sozialen Nahraum. Tötungen von Neugeborenen werden häufiger von Frauen, Tötungen älterer Kinder häufiger von Männern begangen. Untersuchungen zufolge geschehen zwei Drittel aller Kindstötungen innerhalb der Familie während des ersten Lebensjahres. Je nach Alter des Kindes unterscheidet man den Neonatizid (also die Tötung des Neugeborenen innerhalb der ersten 24 Stunden nach der Geburt) vom Infantizid (das Kind ist im Alter von bis zu einem Jahr) und Filizid (das Kind ist älter als ein Jahr).

Bei Neonatiziden überwiegen eindeutig die Mütter als Täterinnen. Die Ursachen für die Tötung Neugeborener sind verschieden. Sie können Folge schwerer depressiver Krisen sein oder aus einer verleugneten oder verdrängten Schwangerschaft resultieren; die Kindsmutter ist in solchen Fällen oftmals den psychosozialen Anforderungen von Schwangerschaft, Geburt und Mutterschaft nicht gewachsen.

Meldungen über auf Müllhalden oder in Zugtoiletten gefundene Babyleichen ziehen immer eine Diskussion über die zunehmende Verrohung und Verwahrlosung der Gesellschaft nach sich, die allerdings ausgerechnet in diesem Fall nicht zutreffend ist: Infolge der insgesamt gestiegenen Liberalität gegenüber vorehelicher Sexualität und unehelicher Elternschaft sowie durch die in unserer Gesellschaft seit den letzten 50 Jahren zunehmende Loslösung des Ehrbegriffes der Frau von der Sexualität ist die Zahl der Kindstötungen seit den 1950er-Jahren deutlich zurückgegangen. Wurden seinerzeit rund 150

Fälle pro Jahr registriert, führte die Polizeiliche Kriminalstatistik für die Jahre 1986 bis 1991 jeweils 20 bis 40 Fälle in den alten Bundesländern auf.

Rechtlich gesehen war der Neonatizid lange Zeit privilegiert. Erst mit der Strafrechtsreform vom 1. April 1998 wurde der noch aus dem Reichsstrafgesetzbuch von 1871 stammende § 217 Abs. I StGB abgeschafft. Dieser Paragraf sah für Mütter, die ihr *nicht eheliches (!)* Kind während oder gleich nach der Geburt töteten, eine Freiheitsstrafe im Zuchthaus von mindestens drei Jahren vor. Bei der Tötung ehelich geborener Kinder indes wurde der Tatbestand des Mordes oder des Totschlags verwirklicht. Diese Privilegierung von Müttern nicht ehelicher Kinder wurde erst 1998 abgeschafft.

Daran kann man recht anschaulich erkennen, dass es auch in unserer Gesellschaft lange dauert, bis überholt erscheinende moralische Zöpfe abgeschnitten werden. Es ist eben nicht so, dass bei uns auch eine moralische Gleichberechtigung der Geschlechter schon längst verwirklicht ist. Die Privilegierung der unehelichen Geburt fußte ja auf dem Umstand, dass der Frau über ein Jahrhundert hinweg eine besondere psychosoziale Notlage infolge der *Unehelichkeit* zuerkannt wurde. Wenn so mancher heute den Kopf schüttelt über Arztpraxen, die sich auf die Hymen-Rekonstruktion spezialisiert haben, hilft es, sich klarzumachen, dass bis vor 20 Jahren auch bei uns im Strafrecht Unterschiede zwischen ehelichen und unehelichen Müttern gemacht wurden.

Kindstötungen sind heute vornehmlich Delikte sehr junger Mütter mit geringem Bildungsgrad und problematischer Zukunftsperspektive. Zumeist sind sie 17 bis 19 Jahre alt. Vor 50 Jahren lag der Altersschwerpunkt noch bei rund 25 Jahren.

Gerade bei sehr jungen Müttern ist das Risiko hoch, dass die Schwangerschaft infolge der eigenen Unreife und psychosozialen Überforderung verleugnet wird. Junge Frauen, die nicht wahrhaben wollen oder nicht bekannt machen wollen, dass sie schwanger sind, sind trotz aller wahrnehmbaren körperlichen Zeichen davon überzeugt, nicht schwanger zu sein, und verhalten sich auch so. Sie gehen nie zum Arzt, zeigen keinerlei Interesse an geburtsvorbereitenden Maßnahmen und werden nach neun Monaten plötzlich von den Wehen überrascht. Ich kenne sogar Fälle, in denen auch die Umgebung bescheinigt, dass die körperlichen Zeichen einer Schwangerschaft nur sehr gering ausgeprägt waren. Es scheint also so zu sein, als ob nicht nur »im Kopf« kein Platz für das Kind ist, sondern ebenfalls »im Körper«. Dementsprechend schnell laufen die Geburten ab: Während sich andere Erstgebärende oftmals stundenlang im Kreißsaal quälen, ist die Kindsgeburt bei verleugneten Schwangerschaften nicht selten binnen einer halben Stunde vorbei.

Es gibt in diesem Zusammenhang eine Reihe weiterer schwerer psychischer Erkrankungen, die gutachterlich im Rahmen von Strafverfahren zu untersuchen sind. So laufen schwer depressiv erkrankte Mütter mit wahnhaften Symptomen mitunter Gefahr, ihre Kinder im Rahmen eines erweiterten Suizidversuches zu töten. Sie wollen ihre Kinder nicht in einer trostlosen, dem Tode geweihten und als verderbt empfundenen Welt zurücklassen. Diese Frauen stammen eher aus mittleren bis oberen sozialen Schichten. Oftmals gibt es bereits vor der Tat deutliche Signale der Erkrankung und der daraus resultierenden Überforderung, das Leben zu bewältigen. Auch nach der Tat bleibt das Suizidrisiko einer Mutter, die infolge einer schweren psychischen Krankheit ihr Kind getötet hat, sehr hoch.

Ein weiteres Risiko der Kindstötung besteht bei Müttern, die zum Zeitpunkt der Geburt an einer schizophrenen Psychose erkrankt sind und ihr Kind wahnhaft bedingt nicht als das eigene Kind anerkennen können, sondern glauben, man habe ihnen ein fremdes Kind oder gar ein »Kind des Teufels« untergeschoben. In der Fachliteratur wird das als Capgras-Syndrom bezeichnet.

Neben diesen Kindstötungen, die aus eindeutig diagnostizierbaren schweren psychischen Erkrankungen oder schweren psychischen Störungen resultieren, gibt es noch das sogenannte Medea-Motiv. Hierunter versteht man die Tötung der eigenen Kinder einzig und allein, um dem anderen Elternteil einen schweren, lebenslangen Schmerz zuzufügen. Diese Tat wird von stark narzisstisch gestörten Männern und Frauen im Rahmen von Scheidungskriegen begangen.

Habe ich gutachterlich mit solchen Täterinnen oder Tätern zu tun, geht es zumeist um die Frage der Schuldfähigkeit. Junge Männer, die zum Teil ihre eigenen Kinder oder die Kinder ihrer aktuellen Lebensgefährtin über längere Zeit wiederholt schwer misshandeln, bis die Kinder schließlich an den Folgen ihrer Misshandlungen sterben oder aktiv getötet werden, leiden häufig an einer ausgeprägten dissozialen Persönlichkeitsstörung und einer darunterliegenden massiven Selbstunsicherheit oder an einem ausgeprägten Narzissmus. Solche Persönlichkeitsstörungen führen aus strafrechtlicher Sicht bei Weitem nicht regelmäßig zur Annahme, dass die Schuldfähigkeit vermindert ist, sondern sie beschreiben nur, in welcher Weise Täterpersönlichkeit und Tatgeschehen zusammenhängen.

Die dissozialen Anteile machen sich in einer enorm gesteigerten Ungeduld und raschen Reizbarkeit bemerkbar. Gewaltausübung wird von den Betroffenen als legitimes und probates Mittel betrachtet, um Störreize von außen zu bekämpfen und abzustellen. Gewalt dient der Klarstellung, wer »das Sagen im Haus« hat – sogar weinenden Säuglingen gegenüber. Menschen mit ausgeprägten dissozialen Eigenschaften mangelt es an der Übernahme von Verantwortung gegenüber Dritten, was sie als Eltern extrem ungeeignet macht.

Ein übermäßig gesteigertes Bedürfnis narzisstischer Selbstwertbestätigung führt zudem zu einer ständigen Absicherung des eigenen Führungs- und Dominanzanspruchs, vor allem gegenüber der Partnerin. Nicht selten fühlt sich der für die Vaterrolle denkbar schlecht geeignete spätere Täter in den Hintergrund gedrängt, weil die Zuwendung und Aufmerksamkeit der Kindsmutter gerade in den ersten Wochen und Monaten vornehmlich dem Kind gilt. Früher galt die stetige Fürsorge der Partnerin ihm, deshalb nun wird das Kind als Nebenbuhler und Konkurrent angesehen. Wenn man mit solchen Tätern spricht, fällt oft eine beeindruckende Emotionslosigkeit gegenüber dem geborenen und nun toten Kind auf. Fließen Tränen, gelten sie nicht dem toten Kind und dem Leiden, das ihm verursacht wurde, sondern der eigenen, höchst misslichen Lebenssituation mit Haft und drohender Verurteilung.

Ebenfalls nicht selten finde ich mich bei meinen Gesprächen unreifen, selbst noch wenig aus dem Elternhaus gelösten jungen Männern gegenüber, die mit ersten beruflichen Schritten befasst sind und sich bei insgesamt ausgeprägter Ambivalenz in der Beziehung von einer drängenden, abhängigen Frau unter Druck gesetzt und überfordert fühlen. Sie wollen einerseits aus den unterschiedlichsten Gründen an der Beziehung festhalten, gelegentlich auch einfach aus Bequemlichkeit. Andererseits sind sie gestresst durch den ständig wiederholten Kinderwunsch der Lebensgefährtin, der ja auch normativ zum Idealbild einer glücklichen Paarbeziehung dazuzugehören hat. Es wird dann ein Kind gezeugt, oder aber der Partner kümmert sich nicht mehr um die Verhütungsfrage, wenngleich ihm doch daran gelegen sein müsste. So gibt es dann von Beginn an auf der Seite des Kindsvaters Argwohn, Misstrauen und letztlich einen tiefen Groll gegen das neugeborene Kind, dem nun die Aufmerksamkeit der Frau und anderer Familienangehöriger gilt.

Manchmal tötet in solch einer Konstellation die Kindsmutter das so sehnlich gewünschte Kind, weil sie spürt, dass der Partner mit dem Nachwuchs unglücklich ist, da sie fürchtet, von ihm verlassen zu werden. Das Kind wird also der Partnerschaft geopfert. Üblicherweise zerbrechen Partnerschaften nach der Tötung des Kindes, sodass diese Fälle zutiefst tragische Ausmaße haben.

Töten Frauen ihre Säuglinge und Kleinkinder innerhalb des ersten Lebensjahres, ist das Motiv oft genau spiegelbildlich zum Überdruss des Mannes angelegt: Durch die Familiengründung soll der Partner fester gebunden werden, doch nach der Geburt des Kindes sieht die Frau diese Bindung durch die zeitliche und psychische Inanspruchnahme durch das Neugeborene bedroht. Das Kind wird dann getötet, weil es schlichtweg zu viel Zeit in Anspruch nimmt und die Frau das Gefühl hat, ihrem Partner nicht mehr hinreichend gerecht zu werden. Gleichzeitig fürchtet sie, er könne infolge dieser mangelnden Zuwendung andere Wege gehen.

Aus einem psychodynamischen Blickwinkel ist es immer kritisch, wenn der Kinderwunsch aus einer unzureichenden Selbstliebe und Selbstachtung resultiert und das Kind gewissermaßen eine Prothese für die (zweifelhafte) Liebe zwischen den Partnern sein soll. Häufig sind diese jungen Mütter schon für ihre eigenen Mütter genau solche Prothesen des Beziehungserhalts gewesen, sodass sich in der Kindstötung im Grunde ein emotionales Drama auf einer generationsübergreifenden Bühne realisiert.

Zur Gewalt im sozialen Nahbereich gehört ein weiteres Thema, das aus dem öffentlichen Bewusstsein lieber verdrängt wird: die Gewalt gegen Eltern. Die Tötung der eigenen Eltern hat eine unterschiedliche Symbolkraft. Einen Elternteil zu töten bedeutet, die Person zu vernichten, die einem 50 Prozent der eigenen genetischen Ausstattung vererbt hat. Beide Eltern zu töten bedeutet gewissermaßen die Fundamentallöschung der eigenen Existenzgeschichte.

Die Vaterrolle ist in ihrer kulturellen Tradierung einerseits weiterhin verknüpft mit der Vorstellung vom beschützenden Familienoberhaupt. Andererseits ist sie auch verbunden mit häuslicher Gewalt und Despotentum. Den Vater zu töten kann also heißen, den Tyrannen zu töten, den nicht bezwingbaren Konkurrenten oder das enttäuschende Vorbild. Wird ein Vater als Haustyrann getötet, erscheint die Tat als Gewinn eines bedrohlichen Machtkampfes.

Waren wir im ersten Teil dieses Kapitels stärker auf Gewaltdelikte von Frauen fokussiert, stehen bei den Tötungsdelikten an den eigenen Eltern die Söhne im Vordergrund. Töchter töten ihre Eltern ausgesprochen selten.

Die Tötung der eigenen Mutter wird entweder als ein destruktiver Befreiungsakt angesehen oder aber als Abstrafung eines Bruches der Loyalität, den die Mutter vermeintlich gegenüber der Familie begangen hat. Gründe können zum Beispiel eine neue Partnerwahl nach dem Tod des Vaters sein oder die Entwicklung eines neuen, eigenen Lebensentwurfes.

Studien aus den USA bestätigen, dass vor allem Patchworkfamilien von solchen Taten betroffen sind. Die meisten Tötungsdelikte gegen die Elterngeneration richten sich gegen Väter und Stiefväter und werden von den Söhnen beziehungsweise Stiefsöhnen begangen. Nur bei 13 Prozent der getöteten Väter und 15 Prozent der getöteten Stiefväter waren Töchter beziehungsweise Stieftöchter die Täterinnen. Zahlen aus den USA zufolge kommen Tötungsdelikte gegen die Elterngeneration weitaus häufiger unter der weißen Bevölkerung vor als unter der schwarzen oder asiatischen Bevölkerung.

Ganz besonders dramatisch werden Tötungsdelikte zum Nachteil der Mütter wahrgenommen. Das liegt nicht zuletzt auch daran, dass die Rolle der Mutter bis heute sehr bestimmt wird vom christlich-religiös geprägten Marienbild als dem einer heiligen, reinen Frau ohne egoistische Interessen. Sie ist nur für den anderen da. Die Tötung der Mutter wird daher stets assoziiert mit der Tötung jenes Elternteils, der für den Täter einerseits die größte emotionale Bedeutung hatte, aber gleichzeitig auch die größte Enttäuschung darstellte.

Eine feindselige Art und Weise, miteinander zu sprechen, ständige gegenseitige Entwertungen, die wiederholte Beteuerung, dass das Kind eine massive Enttäuschung für einen Elternteil darstelle, ja dass es gar besser gewesen wäre, es wäre nie geboren worden, begünstigen von tiefem Hass erfüllte Tötungsdelikte an den Eltern.

Wie bei allen schweren Gewalt- und Tötungsdelikten, sind die Motivlagen und Ursachen auch bei Elterntötungen sehr verschieden. So kennen wir neben der Tötung des Haustyrannen oder der Tötung aus einer emotionalen Kränkung und Enttäuschung heraus auch banale Motive wie Bereicherung und Habgier. Zudem kann der Beweggrund eine Überforderung sein, zum Beispiel in einer häuslichen Pflegesituation oder aus sogenannten pseudoaltruistischen Motiven, weil das Leiden an einer schweren Krankheit beendet werden soll. Gerade bei Tötungsdelikten an Stiefeltern geht es häufig um die Beseitigung des »Eindringlings«, nicht selten vermischt mit Motiven der Habgier, da befürchtet wird, der neue Partner des Elternteils könne auch als Erbe in Betracht kommen.

In der forensischen Praxis haben wir es bei Tötungsdelikten an Eltern allerdings meistens mit jungen Männern zu tun, die an einer Schizophrenie erkrankt sind und die eigenen Eltern in einen Vergiftungs-, Bedrohungs- und Verfolgungswahn eingebaut haben und die Tötung aus der Vorstellung heraus begehen, sich selbst nur dadurch retten zu können. 72 Prozent der Opfer schizophrener Gewalttäter sind Familienangehörige, insbesondere die eigenen Eltern. Dabei erscheint die Mutter als besonders gefährdetes Opfer, denken Sie nur an den Fall von Carsten D. aus dem ersten Kapitel. Menschen mit schizophrenen Erkrankungen haben eine brüchige Ich-Grenze, das bedeutet, sie erleben sich nicht als abgegrenzt gegen die Umgebung und gegen andere Menschen; da die Verbindung zur eigenen Mutter nun einmal in einer existenziellen Weise auf der biologischen Ebene die engste ist, ist sie damit auch die bedrohlichste. Wie bei jeder Gewalttat sind statistische Risikofaktoren zudem das männliche Geschlecht des Täters sowie Alkohol- oder Drogenkonsum.

Der Fall von Sven A. ist ein ganz typischer aus dieser Kategorie: Sven A. stammt aus durchschnittlichen bürgerlichen Verhältnissen und wächst mit seiner vier Jahre älteren Schwester bei den Eltern auf. Der Vater ist Angestellter bei der Stadt, die Mutter arbeitet halbtags in einer Reinigung. Sven A. war ein mittelmäßig guter Schüler, dessen Leistungen zwei Jahre vor dem Abitur deutlich nachließen, was die Eltern zunächst auf alterstypische Lustlosigkeit und später auf zu viel Cannabiskonsum zurückführten. Er schaffte mit Mühe das Abitur und ging danach zur Bundeswehr. Der Vater starb zu jener Zeit im Alter von gerade einmal 56 Jahren an einem Herzinfarkt. Dieser Tod belastet Sven A. sehr, denn er hatte stets ein engeres Verhältnis zum Vater als zur Mutter.

Noch während der Bundeswehrzeit tritt nun eine Psychose deutlich in Erscheinung. Bei den Wehrübungen bemerkt Sven A. eine körperliche Schwäche und eigentümliche Ermüdung, die er sich nicht durch die körperliche Anstrengung allein erklären kann und die sich für ihn seltsam anfühlt. Zudem macht er sich Gedanken, dass der Vater so seltsam früh verstorben ist, und bei seiner nächsten Heimfahrt fallen ihm vielsagend-prüfende Blicke der Mutter auf. Beobachtet sie ihn nicht verschlagen und lauernd? Scheint sie nicht auf etwas zu warten? Binnen weniger Wochen ist sich Sven A. sicher: Die Mutter wartet auf seinen Tod und hat ihn – ebenso wie den Vater – all die Jahre über vergiftet. Außerdem erlebt er, wenn er in seinem früheren Jugendzimmer übernachtet, dass die Steckdosen seltsam knacken und dass von ihnen eine starke Energie ausgeht, die sein Herz bestrahlt. Auch das stille, zurückgezogene Wesen der Mutter kommt ihm verdächtig vor. Er sieht es nicht als Trauerreaktion, sondern als Zeichen der Heimtücke und des Versuches, bei ihren bösen Machenschaften nicht aufzufallen.

Als er und seine Schwester an einem Wochenende gemeinsam zu Besuch sind, kommt es zu einem ersten Übergriff auf die Mutter. Die Schwester ruft die Polizei, der junge Mann wird in die Psychiatrie eingewiesen, es wird eine Psychose diagnostiziert und eine Medikation angesetzt. Nach sechs Wochen wird er in deutlich gebesserter Verfassung entlassen. Den Bundeswehrdienst beendet er wegen der Erkrankung vorzeitig und zieht zur Mutter zurück ins Haus. Dort liegt er im abgedunkelten Zimmer, verstellt die Wände bis zur Höhe der Steckdosen mit allen möglichen Utensilien, um die »Energie« zu blockieren, verkleidet die Wände aus denselben Gründen mit Alufolie, von der er sich eine schützende Wirkung erhofft, und durch die Tür zieht stets ein süßlicher Geruch von Cannabis. Die Medikamente hat er zwischenzeitlich abgesetzt.

Nach und nach treten die alten Verdachtsmomente gegen die Mutter wieder auf und werden zur Gewissheit. Jede Mahlzeit ist vergiftet. In der Küche hat er sie beobachtet, wie sie Kräuter gehackt und ins Essen gegeben hat. Als er in der Tür stand, hat sie sich so hektisch umgedreht und ihn angeschaut. Keine Frage, er hat sie ertappt. Wenn er nicht etwas tut, wird es immer so weitergehen. Deshalb holt Sven A. aus dem Keller einen schweren Hammer und verbirgt ihn an der Seite seines massigen Körpers unter einer weiten Jacke. Als er am Mittagstisch unter dem Vorwand aufsteht, sich etwas zu trinken zu holen, dreht er sich zur Mutter um und erschlägt sie von hinten mit acht wuchtigen Schlägen auf den Kopf.

Als ich Sven A. später in der Untersuchungshaft aufsuche, antwortet er mir auf meine Frage, dass er nicht glaube, dass die Mutter es auch auf die Schwester abgesehen habe. Die Mutter habe nur die Männer im Haus vergiften wollen. Den Grund dafür kenne er nicht. Die Tötung tue ihm nicht leid. Mit einer bei schizophrenen Erkrankungen häufiger zu beobachtenden emotionalen Gleichgültigkeit und einer eigentümlichen Kühle fügt er beschwichtigend hinzu, die Tat habe für viel Blutverlust gesorgt, aber das sei ja nicht so schlimm. Das Tischtuch könne man ja in der Waschmaschine waschen, und auch vom Tisch lasse sich Blut ja gut wieder wegputzen.

Eine häufige Form der Gewalt im sozialen Nahraum ist die in Intimbeziehungen. Der Fall von Ferdinand G. und Brigitte M. ist ein typisches Beispiel dafür: Ferdinand G. und Brigitte M. lernen sich in der Kneipe kennen. Beide sind auf Partnersuche. Ferdinand G. wurde von seiner Freundin verlassen, nachdem er sie wiederholt geschlagen hatte, Brigitte M. trinkt seit ihrer Scheidung zu viel. Die beiden werden bald ein Paar. Da sowohl Ferdinand G. als auch Brigitte M. seit Jahren alkoholkrank sind, sind beide arbeitslos, leben von Sozialhilfe, wohnen in einer Kleingartenanlage und vertrinken gemeinsam die Zeit. Das Zusammenleben ist nach kürzester Zeit gekennzeichnet durch schwere handgreifliche Streitigkeiten von beiden Seiten. Brigitte M. sticht bei Auseinandersetzungen häufiger mit einem Messer zu und verletzt ihren Partner am Arm oder Oberschenkel, einmal durchbohrt sie im Streit mit dem Messer seinen Handrücken. Ferdinand G. wiederum verprügelt Brigitte M.

regelmäßig so, dass sie wegen der Hämatome tagelang nicht aus dem Haus gehen kann. In dieser Zeit erledigt Ferdinand G. die Einkäufe und schleppt Bier- und Schnapsflaschen pflichtschuldig nach Hause. Man kann nicht mit-, aber auch nicht ohne einander. Die genauen Gründe für die Streitigkeiten lassen sich kaum eruieren. Im Suff beleidigt man sich gegenseitig. Sie entwertet ihn als Mann, er beleidigt sie, indem er auf ihre mittlerweile formlose Figur und ihr Übergewicht anspielt. Manchmal geht es auch um den unordentlichen Haushalt oder dass der Müll sich wieder lange im kleinen Häuschen türmt.

Eines Tages ist es wieder so weit. Aber dieses Mal bleibt es nicht bei blauen Augen oder einer Platzwunde am Kopf. Zunächst fängt es mit banalen Streitigkeiten an. Doch dann sagt Brigitte M., dass Ferdinand G. ja gehen könne, wenn es ihm nicht passe, denn das sei schließlich ihr Häuschen und sie fände schon einen anderen Liebhaber. Das sind ihre letzten Worte, denn Ferdinand G. gerät in einen extremen Erregungszustand und schlägt – wie man später rekonstruieren wird – etwa 20 Minuten lang auf Brigitte M. ein, die danach vollkommen entstellt ist. Es sind zwölf Rippen gebrochen, drei davon stechen in die Lungenflügel. Sogar im Bauchraum finden sich ausgedehnte Blutergüsse, ein Befund, der nur bei absoluten Gewaltexzessen vorkommt, da im Bauchraum mit seinen weichen Organen kaum ein Widerstand vorhanden ist. Ferdinand G. bricht Brigitte M. den Unterarm rechts und zwei Finger an der linken

Hand, er schlägt ihren Kopf so lange auf den Tisch und boxt mit der Faust so massiv in ihr Gesicht, dass dieses bis zur Unkenntlichkeit zerstört ist. Brigitte M. stirbt mit 2,7 Promille im Blut an den Folgen einer Hirnblutung und an der Aspiration von Blut. Ferdinand G. fällt nach dieser körperlichen Anstrengung ausgezehrt von Wut und Schlägen in den Schlaf. Als er nach einigen Stunden wieder wach wird, sieht er das entsetzliche Bild der blutüberströmten Frau, wechselt seine Kleidung und ruft die Polizei.

Bei Tätern, die wie blind auf ihr Gegenüber einschlagen, handelt es sich fast immer um Männer, die hochgradig verunsichert sind, ein sehr geringes Selbstwertgefühl haben, sich schon durch Kleinigkeiten oder eine abweichende Meinung zurückgestoßen und gekränkt fühlen. Das in ihnen aufkommende Gefühl, zurückgesetzt zu werden, verwandelt sich in Wut und Aggression. Häufig sind sie in ihrer Impulskontrolle deutlich gestört und können genau das nicht, was den meisten von uns relativ leichtfällt, wenn wir uns ärgern: tief durchatmen, Revue passieren lassen, was gesagt wurde, prüfen, ob etwas Wahres dran sein kann, sachlich bleiben oder – wenn das Gegenüber zu einer sachlichen Ebene nicht zurückfindet – das Gespräch beenden und aus der Situation rausgehen, bis wieder Ruhe eingekehrt ist. Impulsivität ist nicht nur eine »schlechte Angewohnheit« einer Person, sondern sie kann das Ausmaß einer psychischen Störung erreichen. Wir sprechen in der Psychiatrie dann von einer »emotional instabilen Persönlichkeitsstörung vom impulsiven Typ«.

Bei impulsivem Verhalten spielt eine Störung des Serotoninhaushaltes im Gehirn eine Rolle: Eine verminderte Aktivität derjenigen Zellstrukturen im Gehirn, bei denen Serotonin der zentrale Botenstoff ist, korreliert mit impulsiv-aggressivem Verhalten. Zwischen Impulsivität und Aggressivität gibt es Zusammenhänge, aber die Begriffe sind nicht identisch zu gebrauchen. Rasch aufschießende Gefühle von Wut und Ärger führen nämlich nur dann zu aggressivem Verhalten, wenn die Impulskontrolle beeinträchtigt ist. Andere Personen ärgern sich auch schnell, haben aber die Fähigkeit, ihre wütenden Impulse zu kontrollieren und im Zaum zu halten.

Besonders verstärkt wird die Störung der Impulskontrolle durch den Konsum von Alkohol oder Drogen. Nicht selten besteht bei den betroffenen Personen ein wahrer Teufelskreis aus Impulskontrollstörung und Suchtmittelkonsum. Man nimmt Drogen oder trinkt zu viel Alkohol, weil man so leicht erregbar ist und so schnell wütend wird. Mit Alkohol und Drogen will man sich emotional »runterfahren«. Das wiederum führt aber dazu, dass die Reizbarkeit durch das Übermaß des Konsums oder durch ungünstige Wechselwirkungen der Rauschdrogen untereinander noch mehr steigt. Nach der Schlägerei muss man den Frust dann wieder wegtrinken …

Die Folgen von Gewalt im sozialen Nahraum gehen uns alle an, denn sie haben prägenden Einfluss darauf, wie wir an unserer Gesellschaft teilhaben. Sie bestimmen vor allem die Entwicklungschancen von Kindern als Bürger von morgen, die unsere Gesellschaft mittragen sollen und müssen. Aus misshandelten Kindern werden später misshandelnde Eltern und Partner. Aus dem Erleben von Erniedrigung wird Hass, und Hass sucht sich ein Ventil in Gewalt und in der Bejahung von Gewalt. Wer in jungen Jahren keinen gesunden Selbstwert hat entwickeln können, weil er ständig Objekt feindseliger Entwertungen wurde, wird später seinen Selbstwert durch die Erniedrigung und Ausgrenzung anderer stabilisieren müssen.

KAPITEL 4:
AMOK UND SCHOOL SHOOTING

Martin A., ein zum Urteilszeitpunkt 22 Jahre alter, lediger Mann, wurde wegen Verstoßes gegen das Waffengesetz zu einer Freiheitsstrafe verurteilt und wegen erheblich verminderter Schuldfähigkeit sowie weiter anzunehmender Gefährlichkeit in der Forensischen Psychiatrie untergebracht. Er hatte sich illegal eine halb automatische Waffe und reichlich Munition besorgt, um damit ein sogenanntes School Shooting, also ein Schulmassaker, an seiner ehemaligen Schule zu begehen. Er hatte eine Liste mit konkreten Lehrpersonen zusammengestellt, eine zynische »Abschussliste« im wahrsten Sinne des Wortes, darüber hinaus plante er, von Klassenzimmer zu Klassenzimmer zu gehen und wahllos Schüler zu erschießen, dazu jeden, dem er auf dem Flur begegnen würde.

Im Internet tauschte er sich mit Stefan B. per Chat über seine Pläne aus. Martin A. und Stefan B. waren sich persönlich nie begegnet und kannten sich lediglich aus dem Cyberspace, doch es war klar, dass sich hier zwei Gesinnungsgenossen getroffen hatten. Zeitweilig erwogen sie sogar, die Tat gemeinschaftlich auszuführen. Durch glückliche Umstände wurde die Polizei auf den Chatverkehr und die laufenden Vorbereitungen aufmerksam, deshalb konnte Weiteres verhindert werden.

Vor Gericht gab Martin A. mit sichtlich amüsiertem Grinsen an, es sei ihm nicht um eine Amoktat gegangen, sondern nur um den eigenen Suizid. Anhand der umfangreichen Chatprotokolle ließ sich diese Darstellung jedoch widerlegen.

Martin A.: »Ich glaube, wir sind beide Psychopathen ...«

Stefan B.: »Oh ja, sind wir ☺ ...«

Martin A.: »Grausamkeit und Massaker sind total faszinierend.«

Stefan B.: »... Wenn du dich töten würdest, wie würdest du es machen?«

Martin A.: »Theoretisch würde ich mir ein Gewehr in den Mund stecken, mache ich aber nicht. Ich erschieße lieber andere. Und du?«

Stefan B.: »Ich will im Kugelhagel sterben.«

Martin A.: »Das lasse ich drauf ankommen. Aber wenn es schon so kommt, dann werde ich aber vorher so viele Leute mitnehmen, wie es geht ... Diese verkackten Lehrer, diese hirnlosen Mädels, all diese Leute sind gar keine Menschen, die haben gar keine Seele, sind nur Hülle, eine Hülle mit Scheiße drin ... Am 26. April ist doomsday.[1]«

Stefan B.: »26. April ist perfekt. Es wird auf jeden Fall eine Blutspur durch die Stadt geben: die Schule, dann meinen sogenannten Meister, dieses Arschloch, dann der Pfaffe ... Wie sie mich mit aufgerissenen Augen anschauen und nichts mehr sagen können ... Und tschüs! *Oh, wie konnte das passieren?* Weil ihr Faschos nichts anderes verdient habt ...«

Martin A. wuchs in geordnet scheinenden Verhältnissen mit zwei Geschwistern auf. Im Inneren war die Familien-

---

[1] »Doomsday«: engl.: Tag des Jüngsten Gerichtes; der 26. April 2002 war der Tag des Amoklaufs von Robert S. in Erfurt.

situation nicht ganz so rosig: Der Vater, Angestellter bei der Stadtverwaltung, trank zu viel, die Mutter hielt als Inhaberin eines privaten Pflegedienstes die Familie leidlich zusammen. Beide Eltern legten Wert auf eine ordentliche Schulausbildung ihrer Kinder. Schon früh war Martin A. jedoch auffällig, er fand keine Freunde, war sozial isoliert und hatte Suizidfantasien. Auf der Realschule bekam er überwiegend schlechte Noten, obwohl er eigentlich ziemlich intelligent war. Einen Beruf erlernte er nach dem Schulabschluss nicht.

Martin A. zog vorübergehend in eine Großstadt, wo er sich der linksautonomen Szene anschloss. Wegen seines Einzelgängertums und seiner Sprödheit im Kontakt blieb er jedoch auch hier eine Randfigur. Bald zog er zurück in seine Heimatstadt und lebte dort von Hartz IV. Seine Zeit verbrachte er mit Ego-Shooter-Spielen und dem Lesen von Büchern zu Amokläufen und School Shootings. Außerdem interessierte er sich für Waffen und sammelte Messer, Schlagringe und Wurfsterne. Die Eltern betraten sein Zimmer so gut wie nie, nach seiner Verhaftung gaben sie zudem an, von dem Waffenarsenal ihre Sohnes nichts mitbekommen zu haben. Dass ihr Sohn nur schwarze Kleidung trug, hielten sie für eine Jugendmode, auf die sie keinerlei Einfluss hatten. Die Mutter mutmaßte sogar, dass ihr Sohn sich lieber schwarz kleide, weil er dies wegen einer gewissen Körperfülle als vorteilhafter empfand.

Da bei ihm eine sehr schwere Persönlichkeitsstörung diagnostiziert wurde, vom Gericht als sogenannte schwere andere seelische Abartigkeit eingestuft, und weil dargelegt werden konnte, dass auch künftig die Gefahr weiterer Anschläge hoch ist, wurde Martin A. in eine Forensische Klinik eingewiesen.

Was treibt junge Menschen dazu, Mitschüler und Lehrer töten zu wollen und es darauf anzulegen, durch ein Sondereinsatzkommando erschossen zu werden? Warum planen sie ihren Suizid, indem sie Unbeteiligte mit hineinziehen? Warum wird die Selbsttötung an Dritte, nämlich polizeiliche Einsatzkräfte, quasi delegiert?

Zielgerichtete Gewaltdelikte im öffentlichen Raum wie Amokläufe, School Shootings und terroristische Anschläge unterscheiden sich von anderen Tötungsdelikten wie der Tötung des Partners im Streit oder dem Totschlag im Rahmen einer Kneipenschlägerei deutlich. Morde sind in unseren westlichen Ländern glücklicherweise insgesamt selten. Es ist aber sicherlich nicht falsch, zu behaupten, dass die meisten Mörder darauf bedacht sind, ihre Tat weder im Vorfeld (sofern es sich um eine geplante Tötung handelt) noch danach offen mitzuteilen. Wieso brüsten sich Täter also freimütig damit, einen Massenmord zu planen? Warum berichten sie offen über ihre Vorbereitungen? Ist das ein neues Phänomen?

Der Begriff »Amok« stammt aus dem Malaiischen, dies war der Schlachtruf besonders furchtloser Kämpfer.

Diese verfolgten ihre kriegerischen Ziele konsequent und nahmen dabei auch den eigenen Tod in Kauf. Auf diese Weise konnten sie auch die eigene Ehre wiederherstellen und sich beispielsweise als überschuldeter Gläubiger der drohenden, ehrlosen Versklavung entziehen. Unter islamischem Einfluss wurde Amok im 14. Jahrhundert in Indonesien zu einer religiös-fanatischen Kriegshandlung: Auf diese Weise sollten zum Wohlgefallen Allahs möglichst viele Ungläubige getötet werden. Die heutigen islamistischen Terroristen reihen sich nahtlos in jene Tradition ein und kombinieren dabei eine mittelalterliche Idee mit zeitgemäßer Technik.

Die Motive von »Kampf« und »Ehre« sind beim Amok also eng verknüpft. Schaut man unter diesem Aspekt auf den obigen Chatverlauf und hält sich vor Augen, dass es sich bei Martin A. um einen sozial isolierten jungen Menschen handelt, wird deutlich, dass es auch hier darum geht, eine Art Ehre und Selbstwert wiederherzustellen angesichts der als enttäuschend oder versagend wahrgenommenen Personen aus dem sozialen Umfeld.

Heute verwenden wir den Begriff »Amok« vor allem für wahllos erscheinende mörderisch-selbstmörderische Gewaltakte, also für Taten, bei denen die Tötung möglichst vieler Menschen und die Selbsttötung (sei es von eigener Hand oder durch den eingeplanten sogenannten *suicide by cop*) aneinandergekoppelt sind.

Die Personen, die der Täter als Quelle dauerhafter Demütigung, Kränkung, Verachtung, Ignoranz erlebt, werden durch systematische Entmenschlichung in ihrer demütigenden Potenz entwertet und im finalen Showdown dem Erdboden gleichgemacht. Der subjektiv erlittene Ehrverlust wird durch die Bluttat wiederhergestellt; der Selbsthass und der Hass auf das eigene bisherige Leben können auf diese Weise aber nicht »geheilt« werden, sodass letztlich nur der Suizid bleibt oder die Hoffnung, durch ein Sondereinsatzkommando getötet zu werden.

Ins Bewusstsein der Öffentlichkeit trat die öffentliche Gewalt an Schulen erstmals durch den Amoklauf an der Columbine Highschool in Littleton, Colorado (USA), im Jahr 1999, begangen durch den 18-jährigen Eric Harris und den ein Jahr jüngeren Dylan Klebold. Diesem School Shooting fielen zwölf Schüler und ein Lehrer zum Opfer, weitere 23 Menschen wurden schwer verletzt. Harris und Klebold töteten sich im Anschluss selbst. Aufsehen erregte die Tat nicht nur durch das entsetzliche Geschehen, sondern auch wegen der hoch professionellen und detaillierten Vorbereitung. Eric Harris und Dylan Klebold hatten im Vorfeld Rohrbomben gebaut, die Abläufe an der Schule genau studiert und geplant, durch strategisch platzierte Sprengsätze die eintreffenden Rettungskräfte vom Einsatzort abzulenken. Unter Gleichgesinnten und Nachahmern hat das Schulmassaker von Littleton bis heute einen makaberzynischen Kultstatus.

Auch in Deutschland ist es zu Amokläufen an Schulen gekommen, unter anderem in Erfurt am Gutenberg-

Gymnasium, wo Robert S. am 26. April 2002 zwölf Lehrkräfte, eine Sekretärin, zwei Schüler und einen Polizeibeamten erschoss, oder in Emsdetten, wo Sebastian B. am 20. November 2006 an der Geschwister-Scholl-Realschule mehrere Menschen verletzte. Beide Täter orientierten sich am Massaker von Littleton.

Zu School Shootings neigen eher junge Männer im Alter von 15 bis 25 Jahren. Aber es gibt noch eine zweite Altersgruppe mit verstärkter Neigung zu gewaltsamen Verzweiflungstaten: zwischen dem 40. und 45. Lebensjahr, also die Zeit der Midlife-Crisis.

Amokläufe in Schulen oder an Arbeitsplätzen sind wegen ihrer speziellen, in der Regel mit der Biografie des Täters verbundenen Ortswahl eine besondere Kategorie innerhalb der tödlichen zielgerichteten Gewalt im öffentlichen Raum.

Im Vorfeld von Familientragödien – die Familie zählt im engeren Sinne nicht zum öffentlichen Raum – findet man nur selten konkrete Todeslisten, Tatablaufpläne oder gar Abschiedsvideos.

Bei Gewaltakten im öffentlichen Raum fällt es zunehmend schwer, im ersten Moment zwischen individuellen Amoktaten und Terroranschlägen zu unterscheiden. Als zum Beispiel am 22. Juli 2016 der 18 Jahre alte deutsch-iranische Schüler David S. in München im Olympia-Einkaufszentrum bei einem Amoklauf neun Menschen erschoss, bevor er sich selbst hinrichtete, stand anfangs die Frage im Raum, ob es sich dabei um einen Terroranschlag gehandelt haben könnte. Erst durch Ermittlungen wurde deutlich, dass der Schütze über Jahre von Mitschülern gemobbt wurde und sich durch seine Tat rächen wollte.

Seitdem in der islamistischen Szene offen dazu aufgerufen wird, dass jeder sich auch mit einfachsten Mitteln am Dschihad beteiligen kann, dass es reicht, andere mit einem Messer oder Hammer zu attackieren oder mit Pkw oder Lkw in die Menge zu fahren, ist im Einzelfall eine rasche und treffsichere Zuordnung nicht mehr möglich. Früher konnte man als forensischer Psychiater mit einer gewissen Sicherheit davon ausgehen, dass jemand, der völlig überraschend einen willkürlich ausgewählten Passanten mit einer Waffe angreift, an einer Schizophrenie leidet. Das ist heute anders.

Zwischen terroristischen Attentaten und Amokläufen beziehungsweise School Shootings gibt es zwar deutliche Unterschiede, aber durchaus auch strukturelle Gemeinsamkeiten, mit denen wir uns auch im Kapitel zum Thema Fanatisierung und Terror beschäftigen werden. Aber unabhängig von Unterschieden und Gemeinsamkeiten: Die Taten brennen sich ins gesellschaftliche Gedächtnis ein und verändern die Institutionen, an denen sie begangen wurden, mitunter nachhaltig. Dass die Täter in den Medien mit Klarnamen genannt werden, verweist zudem darauf, dass sie auf tragische und schreckliche Weise zu Personen der Zeitgeschichte geworden sind.

Handelt es sich bei Amokläufen oder School Shootings um neuere Phänomene? Und in welchem Umfang geschehen zielgerichtete Gewalttaten im öffentlichen Raum? In der Zeit von 1980 bis 2000 hat die Zahl solcher Taten Untersuchungen zufolge deutlich abgenommen. Rechnet man die Häufigkeit solcher Ereignisse für jene Jahre auf sogenannte Mannjahre hoch, kommt man auf eine Tat pro 8,5 Millionen Mannjahre. Für Schulmassaker hingegen kann man eine deutliche Zunahme verzeichnen: Vor dem Columbine-Highschool-Massaker in Littleton wies die Kriminalstatistik weltweit nur acht Fälle von School Shootings auf. Nach Littleton wurden von 1999 bis 2009 29 Fälle registriert.

Die Täter sind ganz überwiegend männliche Jugendliche und Heranwachsende. Weibliche Amokläuferinnen sind absolute Einzelfälle. Besonders beunruhigend wirkt, dass mehr als die Hälfte der School Shootings nicht durch Täter begangen wurden, die vorher durch antisoziales und gewaltbereites Auftreten aufgefallen waren. Sie gehörten außerdem nicht zu jenen Gewalttätern, die die bestehenden Bildungschancen nicht nutzen können. Auf den zweiten Blick erklärt sich dieser Umstand zumindest zu einem Teil: Wer sich keinem Leistungsprinzip in der Schule ausgesetzt sieht, weil er nicht hingeht oder Schule ihm gänzlich egal ist, der hat wenig Veranlassung, dort als Rächer aufzutreten und sich gegen die Institution zu richten.

Viele der Täter sind Einzelgänger, sie sind still, zurückgezogen, unauffällig und stammen eher aus leistungsorientierten Mittelschichtfamilien. Sie schwanken zwischen Grandiositätsfantasien und erheblichen Selbstwertzweifeln, darin zeigt sich das ganze Dilemma einer narzisstischen Störung. Zudem werden häufig depressive Stimmungseinbrüche beschrieben, wie man sie ebenfalls bei schweren narzisstischen Störungen findet.

Bis zu 78 Prozent der Täter äußern im Vorfeld Selbstmordfantasien, und 98 Prozent hatten vor der Tatbegehung einen Verlust oder eine Niederlage erlebt. In vier von fünf Fällen lässt sich ein sogenanntes Leaking nachweisen: Der Täter hat im Vorfeld mindestens einer Person von seinen Tatabsichten berichtet. Erst in jüngerer Zeit wird solchen Leakings besondere Bedeutung beigemessen. Lange Zeit galten sie fälschlicherweise als Angeberei, als Wichtigtuerei eines Außenseiters. Zu etablierten Präventionsstrategien gehören deshalb heute institutionalisierte Stellen, an die sich Schüler wenden können, wenn sie Informationen oder Andeutungen über geplante Amokläufe erhalten.

Inwieweit Mobbing als Motiv für die Täter wirklich eine Rolle spielt, wird von Experten widersprüchlich beurteilt. Gewaltverherrlichende Videospiele und das ausführliche Sammeln von Informationen über weltbekannt gewordene School Shooter finden sich in der Regel bei allen. Allerdings ist die Beschäftigung mit Ego-Shootern und mit Amokläufen nicht ursächlich für die Taten verantwortlich; darin offenbaren sich vielmehr persönliche Probleme. Es sind eher dysfunktionale Bewältigungsstrategien, in die sich die Betroffenen flüchten. Kurzum: Man betritt nicht mit Rohrbomben und Waffen seine Schule, *weil* man gerne *Counter-Strike* spielt, sondern das exzessive Spielen dient der Flucht und der Kompensation einer als frustrierend und niederschmetternd erlebten Realität. In der virtuellen Realität wird aus dem unscheinbaren, stillen, zurückgezogenen, unglücklichen jungen Menschen ein potenter Killer, der am Tage X allen zeigt, wer und was eigentlich in ihm steckt. Gleichzeitig sind die Spiele sozusagen »nützlich«, um die eigenen Gewaltfantasien probehalber auszuleben und weiter auszudifferenzieren. In der Spielwelt kann die Folie für die spätere Umsetzung in der Realität entwickelt werden.

Vor einiger Zeit habe ich eine Präsentation solcher Videospiele besucht. In einem ging es um ein Massaker in einer Art Krankenhaus, das von einem Kind – nicht von einem Jugendlichen – kommentiert wurde. Zu sehen war zunächst ein Eingangsbereich mit Informationsschalter, Fluren und diversen Personen, die sich dort bewegten. Die Erzählstimme des Spieles war die eines vielleicht zwölf Jahre alten Jungen, der die Spielfigur mordend durch das Gebäude schickte und dazu ausgesprochen zynisch-lapidare Kommentare abgab.

In derselben Veranstaltung wurden Videospiele vorgestellt, die man mit besonderen Zusatzfunktionen aufrüsten kann. Bei dem Spiel *Grand Theft Auto* (GTA) kann der Spieler zum Beispiel Zusatzpunkte sammeln, indem er exzessive, tödliche Gewalt gegen weibliche Personen im Spiel ausübt. Schon vom Prinzip her basiert das Spiel auf einem durch und durch antisozialen, kriminellen Rollenvorbild: einem männlichen Protagonisten mit einer kriminellen Vorgeschichte, der eine Verbrecherkarriere anstrebt. Als Autoräuber kann sich der Spieler durch Mord, vor allem an Frauen, die Karriereleiter hocharbeiten. Die Gefahr solcher Spiele besteht darin, dass ihre Strategie und Belohnungsstruktur auf menschenverachtenden Prinzipien beruhen; werden sie von Personen gespielt, die aufgrund ihrer individuellen Lebenssituation und vor allem aufgrund ihrer Persönlichkeitsstruktur anfällig sind für Rache und Abstrafung, kann das diese Tendenzen verstärken.

Dehumanisierung ist einer der Schlüsselbegriffe, mit dessen Hilfe die Täter ihr Vorgehen rechtfertigen. Unter Dehumanisierung versteht man, einem Menschen sein Menschsein abzusprechen, ihn zu einem bloßen Objekt, einem (lästigen) Gegenstand zu machen. Alle radikalen Gruppen, die ihre Feindbilder pflegen, bedienen sich dieser Strategie. Es ist leichter, Menschen umzubringen, wenn man sich einredet, dass es sich nicht wirklich um Menschen, sondern um inferiore Kreaturen und »Schädlinge« handelt.

Auch Martin A. aus unserem Eingangsbeispiel verwendet dieses Prinzip, wenn er seine potenziellen Opfer als »Hülle mit Scheiß« betitelt. Die Entwertung und Dehumanisierung in Verbindung mit der Anmaßung, als eine Art Weltengericht aufzutreten und Menschen ihr Recht auf Leben abzusprechen, verweist auf eine schwerwiegende narzisstische Dynamik.

Wer als potenzieller Täter nicht aus einem sozial völlig verwahrlosten Elternhaus kommt, sondern in durchschnittlichen geordneten Verhältnissen und nicht mit einer besonderen Gewalterfahrung aufgewachsen ist, muss sich mental regelrecht auf das Töten vorbereiten. Er muss jegliche Normen und Werte, die ihm in der Erziehung mitgegeben wurden, gänzlich über Bord werfen und sich innerlich die Erlaubnis zur Tat geben. Eine ins krankhafte Ausmaß gesteigerte Kränkbarkeit in Verbindung mit der Vorstellung, anderen überlegen zu sein, sowie die aus dieser Überlegenheit abgeleitete absolute Entwertung der anderen, die als enttäuschend und unzureichend wahrgenommen werden, bilden den unseligen Nährboden für solche Taten.

Medien haben bei solchen Vorkommnissen eine extrem schwierige Position. Zum einen müssen sie berichten, denn die Öffentlichkeit verlangt nach Aufklärung über den außergewöhnlichen Vorfall, zum anderen sorgen sie dadurch für ungute Aufmerksamkeit für den Täter. Über Wochen zieht sich nach so einem Delikt die Berichterstattung hin: Nicht nur die Tat selbst steht im Fokus, in der Regel folgt ein öffentlicher Diskurs über Ursachen und mögliche Präventionsstrategien. Dazu kommt eine ausführliche Autopsie der Psyche des Täters. Damit wird aber ein Element der malignen, also bösartigen, Inszenierung dieser Taten automatisch befördert: Der Täter bestimmt weltumspannend die Nachrichten. Er landet auf den Titelseiten aller großen Nachrichtenmagazine, er wird zur traurigen Berühmtheit. Man weiß, dass gerade durch die besondere Bedeutung der Berichterstattung Nachahmer auf den Plan gerufen werden.

Aus diesem Dilemma kommt man kaum heraus. Bei Suiziden von Einzelpersonen ist es zur guten Gepflogenheit geworden, nicht in den Medien davon zu berichten, um Nachahmer nicht zu befördern. Bei Amokläufen und School Shootings hingegen ist das schwierig. Es könnte helfen, nicht die Täterperson umfassend ins Zentrum der Berichterstattung zu rücken. Andererseits will man natürlich wissen: Was ist – beziehungsweise leider war – das für ein Mensch?

Gern wird die Schuld dem Schulsystem und dem Leistungsdruck zugeschrieben. Auch Mobbing und gewaltverherrlichende Computerspiele werden immer wieder auf den Plan gerufen. Aber wie stets so greifen auch hier bei den Ursachen viele Themen ineinander, und es reicht nicht, einen einzigen Faktor herauszunehmen und als tatbegründend hervorzuheben.

Schuldverschiebungen auf die betroffene Institution wirken immer wieder befremdlich, da dies oftmals erscheint, als trage die Institution die Verantwortung dafür, dass ein Einzeltäter mit einer individuellen psychischen Überforderung wahl- und sinnlos viele

Menschen in den Tod gerissen hat, oder als habe sie zumindest eine Teilschuld, weil sie Bestandteil eines schlechten Systems ist. Schuldverschiebung bedeutet immer eine Verschiebung von Verantwortung, meist der eigenen Verantwortung. Mit einem solchen Prinzip lassen sich Probleme weder ernsthaft besprechen noch lösen.

Gewalttaten sind Gewalttaten, und zwar die der Täter. Auch dann, wenn sich in den Abschiedsbriefen und Videotestamenten Angaben dazu finden, wie die Täter zu ihrer Weltsicht gelangt sind und welche Problemen sie quälen. Denn diese zeugen zumeist von den erheblichen psychischen und psychosozialen Beeinträchtigungen der Betroffenen. Es sind schwerwiegende Selbstwertkrisen, Verzweiflung, gepaart mit dem Erleben von Einsamkeit und der sich daraus entwickelnden zerstörerischen Größenfantasie, sich gottgleich über alle und alles erheben und über Leben und Tod entscheiden zu können, alles hinter sich zu lassen, was einem früher einmal als erstrebenswert galt; alles auszulöschen, was man je als kränkend erlebt hat.

Auf YouTube findet sich zum Beispiel das Abschiedsvideo von Sebastian B., dem Amokläufer von Emsdetten. Der junge Mann steht vor einer Eckcouch in einem trostlos wirkenden Raum. Er spricht in die Kamera, manchmal scheint er nach Worten zu suchen, nach dem, was er noch sagen will. Er habe Freunde haben wollen, erklärt er, aber es gebe nur diese Leute, die dem Konsum hinterherrennen. Er sei kein normaler Mensch mehr gewesen, sondern gottgleich, als er angefangen habe, das Massaker zu planen: »I wanted to kill them all because they ruined my life.« – »Ich wollte sie alle töten, weil sie mein Leben ruiniert haben.« Die Leute hätten seine Gedanken verändert. Man sei alleine, wünsche sich Freunde, aber diese Leute mit ihrer Konsumorientierung würden das Denken verändern ... Keiner habe je das Recht gehabt, ihm zu sagen, was er tun soll ... Das Ganze sei ein Krieg.

In seinem Abschiedsbrief schreibt er: »Ich hasse es, überflüssig zu sein.« Man habe ihm beigebracht, ein Verlierer zu sein. Aus der Haltung, konsumorientierte Menschen zu »verabscheuen«, wird »ich verabscheue Menschen«.

Auch hier findet sich die Verschiebung der Verantwortung für das eigene mörderische Treiben an die Umwelt: »Ihr habt diese Schlacht begonnen, nicht ich. Meine Handlungen sind ein Resultat eurer Welt, eine Welt, die mich nicht sein lassen will, wie ich bin.« Die Größenfantasien des jungen Mannes erinnern an einen fast alttestamentarisch zu nennenden Rachegott: »Diese Rache wird so brutal und rücksichtslos ausgeführt werden, dass euch das Blut in den Adern gefriert. Bevor ich gehe, werde ich euch einen Denkzettel verpassen, damit mich nie wieder ein Mensch vergisst!« Im Kapitel über Radikalisierung, Fanatisierung und Terror werden wir dieses Prinzip wiederfinden.

Häufiger lässt sich eine Kombination aus individuellen Problemen des Täters und einer gewissen Kommunikationslosigkeit in den Familien erkennen. So verstärkt sich die Kontaktstörung des Jugendlichen, der sich zu Hause nur in seinem Zimmer vor dem Computer verschanzt. Die Eltern machen sich zwar zuweilen Sorgen, trösten sich aber oft mit der Vorstellung, das Ganze sei eine nur vorübergehende pubertäre Phase. Auch dazu findet sich bei Sebastian B. ein Zitat in seinem Abschiedsbrief: »Es gibt vielleicht Leute, die hätten weitergemacht, hätten sich gedacht das wird schon, aber das wird es nicht.«

Die gestörte Kommunikation in der Familie zeigt sich oft auch daran, dass es niemandem auffällt, dass sich das ehemalige Kinderzimmer des nunmehr jugendlichen Nachwuchses allmählich in ein veritables Waffendepot verwandelt.

Nach einem Motiv für die schrecklichen Taten zu suchen oder die persönlichkeitsstrukturellen Zusammenhänge zu erkennen, zu beschreiben und auch zur Grundlage von kriminaltherapeutischen Interventionen zu machen bedeutet auf keinen Fall, die strafrechtliche Verantwortlichkeit ins Außen zu verschieben. Es gibt keinerlei Legitimation, mit Handfeuerwaffen, Molotow-Cocktails und Rauchbomben in Schulen und Behörden einzudringen und wahllos (oder auch gezielt) Leute umzubringen.

Die Externalisierung von Schuld beziehungsweise die Verschiebung der Verantwortung für Straftaten auf andere lässt sich auch immer wieder bei schweren Ausschreitungen radikaler Gruppen zum Beispiel anlässlich politischer Großereignisse finden. Wer auf diesen Argumentationszug aufspringt, legitimiert explizit schwer antisoziales und kriminelles Verhalten. An solchen Beispielen lässt sich aber leicht erkennen, dass Mechanismen und Denkmuster, die wir bei hoch kriminellen Personen finden, genauso auch unser Denken in der Gesellschaft und in den öffentlichen Diskussionen bestimmen. Wir sind deshalb sehr viel häufiger viel näher am kriminellen Denken, als es uns bewusst ist. Das Abschiedsvideo von Sebastian B. hatte am 13. Juli 2017 154793 Aufrufe. Glücklicherweise gab es nur 228 Likes. Aber es gab immerhin 228 (!) Mal Zustimmung!

Im Anschluss an School Shootings wird immer wieder über unangemessenen Leistungsdruck und Mobbing diskutiert. Untersuchungen weisen aber darauf hin, dass gerade Mobbing längst nicht immer im Vorfeld nachweisbar war. Die persönliche Schwelle für die Wahrnehmung, das Erspüren von Kränkungen und Zurückweisungen ist sehr unterschiedlich und bei Tätern dieser Art in vielen Fällen pathologisch niedrig. Es geht ohne Zweifel um eine schwere innere Not in dem Sinne, dass eine ständige, in gewaltvolle Fantasien ausufernde Stabilisierung des Selbstwertes vorgenommen werden muss. Die Täter sind nicht glücklich, ihr Triumph ist bitter, ihr Überlegenheitsgefühl leer und fragil.

Das Beispiel eines jungen Mannes mag dies demonstrieren. Er stammte aus kleinbürgerlich-geordneten Verhältnissen. Wegen eines massiven Impulsdurchbruches im häuslichen Milieu war er kurzfristig in die Psychiatrie eingewiesen worden, dort hatte er massiv randaliert und hatte wegen der damals vorliegenden Selbst- und Fremdgefährdung kurzfristig auch fixiert werden müssen.

Er veröffentlichte ein umfassendes Videotestament, das an eine Ansprache an die Öffentlichkeit erinnerte, eine Art »Rede an die Nation«, eine Mischung aus rüden Forderungen und kruden Ansichten.

Hier der Originalton:

»Hi, da bin ich wieder ... Ich kann euch sagen – geht niemals in die Psychiatrie. Niemals, hört ihr? Das sind alles Verbrecher, Nazis, Folterknechte. Die warten nur darauf, sich auf euch zu stürzen und zu fixieren. Fixieren nennen sie das. Festbinden. Angeblich zum eigenen Schutz! Ja, zu deren Schutz! Klar. Man will denen ja ständig auf die Fresse hauen, und das wollen die nicht. Aber man muss (!) denen auf die Fresse hauen. Mindestens ... Im Grunde, je länger ich drüber nachdenke ... muss man sie töten. Alle! Töten, niedermetzeln ... Aber nicht zu schnell. Leiden sollen sie ... leiden, flehen ... Sie drehen einem das Wort im Mund um und sprechen von Verste-

hen. Nix verstehen die! Aber wer versteht schon was?! Seien wir doch mal ehrlich: Die meisten Menschen verstehen nix. Gar nix. Die meisten Menschen sind dumm wie Scheiße, sie reden Scheiße, sie denken Scheiße, sie handeln wie Scheiße – kurzum: Sie sind Scheiße. Die meisten Menschen haben gar keine Seele, sondern nur dumpfe Begierden. Mein Haus, mein Auto, meine Frau, mein Urlaub ... Nirgendwo Seele. Auslöschen müsste man sie. Nicht nur die Psychos, sondern alle anderen gleich mit. Die Lehrer, die Beamten, die Juristen, die Polizisten, diesen ganzen verdammten Staat ...Damals die Rote Armee Fraktion ... also ich habe mich da belesen. Als die da waren, war ich noch zu klein. Ich habe mich da erst später mal mit befasst. Die habe ich schon verstanden, aber die waren nicht radikal genug. Die haben sich ja nur auf die Bonzen konzentriert ... Ich bin nicht gegen Bonzen, ich bin gegen alle. Alle, außer Susanne vielleicht. Die war eigentlich ganz nett. Also, die war jedenfalls noch die Netteste von allen. Aber wo die jetzt lebt, weiß ich nicht. Auch egal ... Man weiß gar nicht, wo man anfangen soll ... Das überlege ich mir schon die ganze Zeit. Ich denke, ich fange erst mal mit den Psychos an. Dann geht es weiter: die Schule ... Soll ich auch zur Grundschule? Weiß ich nicht ... Muss ich mal überlegen ... Diese ganzen kleinen

Kinderchen und die Lehrerinnen mit ihrer scheiß Betulichkeit ... Vielleicht. Erst die Psychos und dann in der Reihenfolge des eigenen Lebens: also erst die Grundschule – wobei, da sind natürlich von den Lehrern, die ich früher hatte, keine mehr da. Verfressen und verkacken jetzt ihre Rente ... Aber egal. Die Lehrer dort sind ja Bestandteil des Systems Grundschule. Da wird man ja schon vom Menschen zum dressierten Hündchen gemacht. Dann die Realschule. Dort könnten noch Lehrer sein von früher ... Dann dieser Fascho von Meister ... Und die Kirche nicht vergessen. Diese Scheinheiligen, die immer Gott bemühen und doch keine Antwort finden. Wie auch? Wenn man an Quatsch glaubt, den es gar nicht gibt, kann es auch keine Antwort geben, die funktioniert. Ist doch logisch ... Und auf dem Weg knalle ich noch ein paar Leute ab, einfach so, nur weil sie mit ihren hirnrissigen, seelenlosen Körpern die Welt bevölkern und mir die Aussicht versperren ... Das ist jetzt bestimmt politisch inkorrekt, wenn ich das sage ... Das ist auch so ein Schwachsinn. Warum soll man nicht offen sagen dürfen, was man hasst? Ich hasse Schwule, ich hasse Lehrer, ich hasse Politiker, ich hasse Soldaten, ich hasse diese bescheuerten Selbstfindungsfrauen ... Oh, das ist jetzt besonders politisch unkorrekt ... Sorry.«

Testamente dieser Art und mit diesen Themen sind durchaus typisch für solche Täter.

Auch dieser Mann rechnete durchaus damit, auf seinem Mordfeldzug durch die Stadt von einem Sondereinsatzkommando erschossen zu werden. Im Grunde aber hoffte er, seine Taten zu überleben, denn in seiner Ansprache erklärte er auch, wie er sein Leben im Gefängnis danach zu nutzen gedächte. Vor allem verknüpfte er dies mit gesellschaftspolitischen Forderungen wie der kompletten Abschaffung der Bundeswehr oder aber ersatzweise die komplette Wehrpflicht ohne Ausnahme für jedermann (also für Männer und Frauen) und die umfassende Einrichtung von Männerbeauftragten im öffentlichen Dienst sowie den freien Zugang zur Universität für alle.

Seinen Feldzug konnte er in dieser Art nicht ausführen, er griff jedoch die ihn damals behandelnden Ärzte an und verletzte zwei davon lebensgefährlich.

Lassen sich solche Taten im Vorfeld erkennen und vielleicht sogar verhindern?

Das Leaking als die öffentliche Andeutung von Mordplänen ist von zentraler Bedeutung. Erklärungen wie die gerade zitierte, das Versenden von brutalen Videos, in denen Hinrichtungen von Personen gezeigt werden, eventuell sogar gekoppelt mit konkreten Drohungen, die intensive Auseinandersetzung mit Themen wie Selbst- und Fremdtötung, das Sammeln, Tragen und Posieren mit Waffen, das Anfertigen von Todeslisten und eine Rhetorik der Dehumanisierung müssen ernst genommen werden. Fällt jemand durch so etwas auf, ist es im zweiten Schritt wichtig, ein möglichst genaues Profil des Betreffenden zu bekommen. Ist er psychisch labil? Sind Selbstmordversuche in der Vorgeschichte bekannt? Bei Selbstmordversuchen oder konkreten Selbstmordabsichten besteht durchaus die Gefahr, dass sich das Aggressionspotenzial, das sich zunächst gegen sich selbst richtet, auf andere gelenkt wird. Gibt es besondere soziale Konflikte? Gibt es eine Ideologie der Gewaltbereitschaft? Ist die Person von Gewalt fasziniert? Gibt es Andeutungen wie »Ihr werdet noch von mir hören« oder »Ihr werdet noch sehen, wozu ich fähig bin«? Wird die Person ausgegrenzt, gemobbt, gehänselt? Hat sie eine negative Sonderrolle im Klassenverband, oder ist es jemand, gegen den zwar keiner etwas einzuwenden hat, der aber eigentlich für alle unsichtbar zu sein scheint? Gibt es eine Kombination aus Selbstunsicherheit und Größenideen? Konkret wird es, wenn Waffen besorgt werden und der Umgang mit ihnen eingeübt wird, wenn Todeslisten geführt und Tatpläne angedeutet werden. Häufig fällt zudem ein martialischer Bekleidungsstil auf.

Werden Drohungen ausgestoßen, muss man die Konkretisierung des Inhaltes unterscheiden. Flüchtige Drohungen aus einer situativen Verärgerung heraus sind inhaltlich meist sehr allgemein gehalten und unspezifisch. Sie verweisen nicht auf eine bestimmte

Tatplanung oder Strategie. Anders ist es bei konkreten Drohungen, die verraten, dass derjenige sich ganz bestimmte Personen und Vorgehensweisen zur Schädigung überlegt hat. Er besitzt Waffen oder ist dabei, sich welche zu beschaffen, er distanziert sich nicht von den Drohungen, entschuldigt sich nicht, sondern hält die Drohung aufrecht und wiederholt sie auch.

Wir hatten es schon angesprochen: Frauen sind als Täterinnen ausgesprochen selten. Zum einen sind sie bei Gewaltdelikten ohnehin unterrepräsentiert. Nur zwölf bis 15 Prozent aller Tötungsdelikte werden von Frauen begangen. Darum ist es schon rein zahlenmäßig klar, dass es bei seltenen Delikten dann noch viel seltener weibliche Täter gibt.

Warum das so ist, ist nicht abschließend erklärbar, aber als sicher kann gelten, dass Frauen insgesamt über weit flexiblere Lösungsstrategien bei sozialen Konflikten verfügen. Sie tauschen sich bei persönlichen Lebenskrisen leichter mit Freundinnen und Freunden aus, stehen dazu, in einer schwierigen Lebensphase zu stecken. Sie haben auch weit weniger Ängste, sich durch so ein Zugeständnis zu blamieren, da Frauen untereinander häufiger über die jeweiligen Befindlichkeiten sprechen. Man kennt die Probleme der anderen, deshalb ist es leichter, krisenhafte Zustände offenzulegen. Frauen begeben sich auch viel eher in psychotherapeutische Behandlung.

Bei Männern ist vieles anders: Männer treffen sich und unternehmen etwas miteinander. Sie machen Sport, sie suchen den Vergleich, schlagen sich gegenseitig auf die Schulter und wollen von den Sorgen ihres Freundes nicht sonderlich viel wissen. Da die Fassade des Erfolges gepflegt wird, hält man auch den Mund, wenn Probleme drücken, denn man weiß ja nie genau, ob der Kumpel nicht tatsächlich so erfolgreich ist, wie er sich gibt.

Männer neigen dazu, alles Unangenehme in sich hineinzufressen; sie denken, sie müssten die Welt auf ihren Schultern allein tragen. Unter dieser Last brechen sie zusammen und versuchen, die Niederlage durch Gewaltfantasien auszugleichen, sich also gewissermaßen mithilfe einer Gewaltfantasien zu heilen. Ich kann gar nicht mehr zählen, wie oft ich in Gesprächen mit Gewalttätern schon den Satz gehört habe: »Ich habe immer alles in mich hineingefressen.«

In Therapiegruppen für Gewalttäter gibt es Sitzungen, in denen geht es nur darum, Worte für verschiedene Gefühle zu finden und zu lernen, über eigenes Erleben und Emotionen zu sprechen. Viele Männer können das nicht, ihr Repertoire zur Beschreibung inneren Erlebens kommt im Wesentlichen mit vier Worten aus: geil, beschissen, nicht gut und weiß nicht. Auffällig ist zudem, dass es vielen schwerer fällt, Begriffe für positive Empfindungen zu finden als für negative.

Für die prägende Zeit des Heranwachsens in unserer Gesellschaft kommt hinzu, dass unser Schulsystem eher auf eine Art angepassten Fleiß ausgerichtet ist, mit dem sich Mädchen leichter tun als Jungen. Mädchen stehen einerseits nach wie vor weniger unter gesellschaftlichem Leistungsdruck, erzielen aber meist die besseren Noten. Vielleicht werden Sie jetzt einwenden, dass es doch längst nicht mehr so sei, dass man von Mädchen nur den Besuch einer Hauswirtschaftsschule verlangte. Stimmt, Frauen stehen heute nahezu alle Berufe offen. Aber es geht nicht so sehr um die beruflichen Möglichkeiten an sich, sondern um das Nutzen von Bildungs- und Berufschancen.

Unsere Gesellschaft bietet Mädchen und Frauen inzwischen sehr viele Möglichkeiten, ihr Leben selbst zu bestimmen und berufliche Ziele zu verfolgen. Das war aber vor 40 Jahren noch nicht so selbstverständlich wie heute. Es wurde von Töchtern vor wenigen Jahrzehnten deutlich weniger erwartet als von Söhnen. Ein Beispiel aus meiner Kindheit ist mir dazu gut in Erinnerung geblieben, das mir damals schon sehr befremdlich vorkam: Unsere Nachbarn hatten zwei Kinder, einen Sohn und eine Tochter. Der Sohn ging auf die Realschule, die Tochter besuchte das Gymnasium und beabsichtigte, Medizin zu studieren. Die Nachbarin sagte eines Tages in einem Gespräch: »Also, wir hätten ja immer gewollt, dass unser Markus mal Arzt wird. Aber nun wird die Lisa studieren. Nun ja.« Dabei lag ein deutlich enttäuschter Unterton in ihrer Stimme. Es hätte der Nachbarin offenkundig viel mehr Freude bereitet, wenn ihr Sohn Arzt geworden wäre anstatt ihre Tochter. Heute sagt man Mädchen nicht mehr »Du heiratest ja doch«, aber in meiner Kindheit habe ich das noch von vielen Erwachsenen außerhalb meiner Familie gehört. Als ob Ausbildung und Bildung in Opposition stehen zu persönlichen Bindungswünschen ...

In den vergangenen zwei Jahrzehnten hat sich zum Glück viel in dieser Richtung verändert. Dennoch werden erfolgreiche Frauen nach wie vor in der medialen Berichterstattung immer zunächst einmal als Frau dargestellt und erst im zweiten Schritt als Kompetenzträgerin. Unvergessen jene Schlagzeile der *Bild*-Zeitung, nachdem Angela Merkel zum ersten Mal Bundeskanzlerin geworden war: »Es ist ein Mädchen!« Die Schlagzeile war witzig, keine Frage. Aber warum die Betonung des Geschlechtes? Was für eine Rolle spielt das für die Politik? Jede Frau in einer Führungsposition wird in Interviews unweigerlich gefragt, wie das denn so als Frau ist und wie sie sich als Frau fühlt. Die Frage ist seltsam, denn sofern man nicht vorher als Junge auf die Welt gekommen ist und später das Geschlecht gewechselt hat, fehlt einem ja der Vergleich. Wie soll man sich als Frau fühlen? Hätte man je den Vorstandsvorsitzenden eines Dax-Konzernes oder einen Bundeskanzler gefragt, wie er sich denn nach seiner Nominierung oder Wahl als Mann fühlt?

Sind Frauen weniger anfällig für bösartige narzisstische Krisen? Eindeutig ist: Auch Frauen haben narzisstische Persönlichkeitsanteile; allerdings werden diese ihnen fälschlicherweise viel zu selten attestiert. Geht es aber um übersteigerte narzisstische Störungen mit einer sehr destruktiven Dynamik, dann ist ebenso eindeutig, dass diese bei Frauen tatsächlich seltener zu sein scheinen. Der deutsch-schweizerische Psychoanalytiker Arno Gruen hat dazu einmal ausgeführt, dass Töchter von ihren Müttern weniger dazu benutzt werden, sich gegen einen entwertenden Ehemann in Stellung zu bringen. Deshalb würden Töchter weniger zur narzisstischen Stabilisierung ihrer Mütter missbraucht und seien darum weniger anfällig für massive gewalttätige Triumphvorstellungen.

Aber auch wenn sie selten sind, es gibt auch weibliche Gewalttäter unter den Amokläufern. Corinna Z. war eine Schülerin aus äußerlich sehr geordneten bürgerlichen Verhältnissen. Beide Eltern arbeiteten, die Familie lebte in sicheren finanziellen Verhältnissen, das Haus war abbezahlt und ein jährlicher Urlaub gemeinsam mit den Kindern kein Problem. Aber das Bild nach außen lässt keine Rückschlüsse darauf zu, wie sich das familiäre Binnenklima gestaltet. Man kann auf engem Raum erstaunlich reibungslos nebeneinanderher leben, den Alltag formal gut regeln und doch vom Erleben und der Gedankenwelt eines anderen Familienmitglieds nichts mitbekommen.

Corinna Z. ist die Erstgeborene der Familie, es folgen noch vier weitere Geschwister. Das Mädchen ist eine ausgesprochen gute, leistungsstarke Schülerin, die auch auf dem Gymnasium zunächst einige Jahre hoch motiviert mitarbeitet und außerhalb der normalen Schulzeit noch weiteren Unterricht nimmt. Sie fühlt sich aber von der Familie nicht geliebt; aus späteren Gesprächen mit ihr und ihrer Familie wird deutlich, dass die Familienmitglieder untereinander eigentlich nicht ins Gespräch kommen. Der Alltag ist perfekt durchstrukturiert, aber im Grunde leben alle aneinander vorbei. Man kennt sich nicht wirklich und weiß nichts über die Themen, Sorgen, Bedürfnisse, Wünsche und Ängste der anderen Familienmitglieder. Da die Eltern leistungsorientiert sind und ihre Tochter die gewünschten Leistungen mit Bravour erbringt, erübrigt sich offenbar, sich näher mit ihr zu befassen. Dabei leidet die Tochter unter dem vermeintlichen Desinteresse der Eltern und darunter, in der Schule keine Freundinnen zu finden.

Sie entwickelt in der Folge grausame Fantasien, in denen es um das Foltern und Quälen von Menschen geht. Ihre Freizeit verbringt sie immer mehr mit stunden- und nächtelangen PC-Spielen. Aus dem Rückzug wird ein zunehmend feindseliges Verhalten den Eltern und Lehrern gegenüber. Dennoch reagiert die Familie nicht, auch dann nicht, als eine Gaspistole des Vaters fehlt. In der Schule wird das Mädchen nun immer auffälliger, droht Mitschülerinnen offen damit, sie zu töten. Sie wendet sich sogar von sich aus an einen Psychologen, weil sie kurz den Gedanken hat, sie könne womöglich Hilfe brauchen, aber die Wartezeiten für eine erste Gesprächsstunde sind zu lang.

Mit der Zeit sammelt sie in ihrem Mädchenzimmer, unbemerkt von den Eltern und den anderen Familienangehörigen, ein beträchtliches Arsenal an waffenfähigem Material, darunter zahlreiche mit Benzin gefüllte Glasflaschen, die Gaspistole ihres Vaters, eine selbst gebastelte Rauchbombe, ein Ninja-Schwert und Haarspray-Dosen, die sich perfekt als Flammenwerfer eignen. Ihrem Tagebuch sind Einträge zu entnehmen wie: »Scheiß drauf, dass ich weiblich bin, scheiß drauf, dass ich keine Knarre hab ... Ich hasse euch, ich hasse euch... Jetzt bald werde ich glücklich sein.« Es folgen weitere Aufzeichnungen, in denen sie schildert, was sie plant und wie ihre Ziele lauten. Mindestens 50 Schüler will sie töten, danach will sie selbst aus dem Leben scheiden.

Auch in diesem Fall gibt es ein sogenanntes Leaking, Corinna Z. kündigt ihre Absichten einer Mitschülerin gegenüber an; dies hat aber keine Konsequenzen. Die Tat an sich scheitert schließlich nur deswegen, weil Corinna Z. sich am Tattag vor dem Angriff im Mädchen-WC verbirgt, schwer bewaffnet, in Militärkleidung und mit Sturmhaube. Dort wird sie von einer Schülerin überrascht. Es kommt zu einer Auseinandersetzung, in deren Verlauf die Mitschülerin flüchten kann. Die Täterin selbst ist so konsterniert über das Scheitern ihres Ablaufplans, dass sie zunächst versucht, sich selbst mit der Gaspistole das Leben zu nehmen, dann aber flieht und sich Stunden später der Polizei stellt.

Überraschenderweise wurde die junge Täterin trotz erheblicher psychischer Auffälligkeiten als voll schuldfähige Täterin nach dem Jugendgerichtsgesetz verurteilt. Im Verlauf ihrer Inhaftierung – allerdings erst nach Jahren –stellte sich heraus, dass sie an einer Psychose aus dem schizophrenen Formenkreis litt und dass die Tat und ihr seltsames Verhalten im Vorfeld bereits unspezifische Vorpostensymptome der später klinisch manifesten Schizophrenie waren. Auch sie orientierte sich im Übrigen am Columbine-Highschool-Massaker von Littleton.

KAPITEL 5:
RADIKALISIERUNG UND TERROR

In der ersten Jahreshälfte des Jahres 2017 wurden 55 Terroranschläge gezählt, die weltweite Beachtung fanden, tatsächlich waren es aber sehr viel mehr. Am 5. Januar 2017 explodierte eine Bombe in Izmir in der Türkei, in New York wurde ein Afroamerikaner von einem rechtsextremistischen Täter mit einem Messer angegriffen; in Bangladesch gab es am 26. März 2017 einen Bombenanschlag mit islamistischem Hintergrund, in Mailand am 19. Mai 2017 eine islamistisch motivierte Messerattacke am Hauptbahnhof; in Melbourne, Australien, wurde am 4. Juni 2017 eine Geiselnahme mit islamistischem Hintergrund verübt, in Brüssel gab es am 20. Juni 2017 einen versuchten Anschlag auf den Hauptbahnhof und zeitgleich lief in Düsseldorf der Prozess um den vereitelten islamistischen Anschlag auf die Düsseldorfer Altstadt, bei dem mehrere Selbstmordattentäter und schwer bewaffnete Schützen ein Massaker hatten anrichten wollen. In München begannen ebenfalls im Sommer 2017 die Plädoyers im umfangreichen Prozess um die Morde des NSU. Besonders im Gedächtnis geblieben sind in der jüngeren Vergangenheit sicherlich auch die Anschläge von Paris: die Morde in der Redaktion der Satirezeitschrift *Charly Hebdo* im Januar und die Anschläge im Bataclan im November 2015, die Morde von Nizza und in London sowie der Anschlag auf den Weihnachtsmarkt in Berlin im Dezember 2016.

Bis vor wenigen Jahren konnten forensische Psychiater einigermaßen sicher sein, dass jemand, der wildfremde Passanten auf der Straße oder im Zug mit einer Waffe angreift, mit fast an Sicherheit grenzender Wahrscheinlichkeit ein psychisch schwer kranker Gewalttäter ist, den man sofort in eine geschlossene Psychiatrie einzuweisen hat. Doch heute ist das Bild in den ersten Minuten und Stunden unklarer, denn die Wahrscheinlichkeit, dass es sich um islamistisch motivierte Attentäter handelt, ist groß. Die Art eines Gewaltaktes im öffentlichen Raum lässt kaum noch Rückschlüsse auf den Täter zu. Individueller Amoklauf und Terroranschlag weisen teilweise Ähnlichkeiten auf.

Nimmt man die Ziele terroristischer Anschläge in den Blick, so gibt es mittlerweile eine Vielzahl von

Zielgruppen, oder besser gesagt im Grunde kann jeder zur Zielgruppe gehören: Kunden eines Supermarktes, Gäste im Café, Polizisten, Muslime, die in einer Moschee beten, Hochzeitsgäste, Konzertbesucher, Christen und Nichtchristen, Touristen und Einheimische. Die Zielorte sind variabel, zumeist sind es stark frequentierte Plätze wie Bahnhöfe, Marktplätze, Fußgängerbrücken, Ämter und Behörden, Kirchen, Supermärkte und Konzertsäle. Die Tötung eines Pfarrers in der französischen Provinz macht deutlich: Sicher sein kann man nicht einmal mehr in entlegenen Gebieten. Das ist auch der Zweck dieses Vorgehens.

»Was ist da los? Was soll dieser weltumspannende Wahnsinn?« »Sind die Täter nicht irre?« Dies werde ich häufig gefragt, wenn irgendwo bei uns oder im nahen europäischen Ausland ein Attentat, ein Terroranschlag verübt wurde. Die Frage nach dem »Irresein« ist nachvollziehbar, denn es ist für einen gesunden Menschen kaum vorstellbar, wie jemand darauf kommt, sich als junger Mensch mit einem Sprengstoffgürtel umgeschnallt in einer Menschenmenge in die Luft zu sprengen und wahllos Menschen, die ihrem alltäglichen Leben nachgehen, mit in den Tod zu reißen.

Aber »irre sein« greift als Antwort viel zu kurz. »Irre« im Sinne von einem Verlust des Realitätsbezugs ist sogar falsch, denn einen solchen haben die Attentäter in den allermeisten Fällen nicht erlitten. Im engeren klinisch-psychiatrischen Sinne sind sie nicht krank. Sie sind radikalisiert, fanatisch, antisozial, psychopathisch und beseelt von exzessiver Gewalt, oder sie wurden verführt durch die brillante Rhetorik von Demagogen. Es sind meistens junge Menschen auf der Suche nach Halt, Orientierung und Regelwerk in einer Lebensphase, die in der Adoleszenz von der Unklarheit der eigenen Identität und des eigenen Platzes im Leben geprägt ist.

Wir waren auch mal jung, ohne gewalttägig zu werden, wenden Sie jetzt vielleicht ein. Ja, genau. Und wenn Sie selbst um die 60 Jahre alt oder älter sind, kennen Sie vermutlich jemanden in der bürgerlichen Mitte Ihres Freundeskreises, der in den 1970er-Jahren mit den Terroristen der RAF, der Roten Armee Fraktion, in irgendeiner Form sympathisiert hat. Auch diese waren Mörder, Schwerkriminelle, agierten ideologisch verblendet, fanatisch, menschenverachtend, brutal, anmaßend. Was ich damit sagen will: Im jugendlichen und heranwachsenden Alter besteht eine ganz besondere Gefährdung für radikale Ideen und radikale, extremistische Grundhaltungen. Ein Teil bleibt Sympathisant und wird nicht aktiv gewalttätig. Andere schließen sich einem »Kampf« an oder lassen sich geschickt instrumentalisieren. Sie sind vielleicht Handlanger, Unterstützer, wollen ihren »kleinen Beitrag« zu einer »großen Sache« beisteuern. Andere sehen im globalisierten Terror eine entfesselte Brutalität, an der sie mitwirken wollen. Warum, ist eigentlich egal, die Ideologie ist nur der formale Rechtfertigungsgrund und stiftet Identität.

In diesem Kapitel geht es um die Mechanismen der Radikalisierung und den »Reiz« der Radikalisierung, den »Reiz« des Fanatismus, dem erliegen kann, wer bestimmte Persönlichkeitseigenschaften mitbringt oder sich in einer bestimmten Lebenssituation befindet.

Dabei möchte ich gleich zu Beginn klarstellen: Terror hat viele Ursachen, und viele wissenschaftliche Fachbereiche sind beteiligt, das Phänomen zu erforschen, zu beschreiben und Wege zur Überwindung aufzuzeigen. Dazu gehören allen voran die Politikwissenschaftler, die Historiker, die Ökonomen, Kulturwissenschaftler, Sozialpsychologen, Theologen und Vertreter der Religionen.

Ich füge als forensische Psychiaterin nur eine sehr kleine Facette zu dieser Diskussion hinzu, weil Terroristen und Attentäter auf der Ebene des Individuums in allererster Linie schwere Gewaltstraftäter und Mörder sind. Die politischen und ökonomischen sowie sozialen Ursachen sind das eine. Sie begründen durchaus den Nährboden für politisch extremistische Gewalt. Aber die Gewaltausübung bedarf immer der einzelnen Täterpersonen – Menschen, die sich dafür begeistern und gewinnen lassen oder die zumindest mitmachen. Menschen, die andere Menschen anstiften, die Rhetoriker und Demagogen, und Menschen, die für den Fanatismus glühen und all ihre Werte, die bis dahin gegolten haben, verraten.

Die Forensische Psychiatrie ist auf der einen Seite die Disziplin, die die Wechselwirkungen zwischen individueller Täterpersönlichkeit und Gewalttätigkeit beleuchtet und zu Interventionsansätzen wie auch zur Risikoeinschätzung von Personen beitragen kann. Doch sie vermag auf der anderen Seite keine letztgültige Deutung des Phänomens zu geben. Zudem geht es bei den individuellen Erklärungsansätzen nicht um Rechtfertigung. Terrorismus zum Problem der Psychiatrie und Psychotherapie zu machen hieße, ihn zu bagatellisieren und ihm nicht gerecht zu werden. Es gibt keine Diagnose »Terrorismus«.

Terror ist seit jeher eine etablierte Methode, politische Systeme und Gesellschaften zu destabilisieren. Ganz allgemein gesprochen geht es beim Terror um eine andauernde, geplante Gewaltanwendung mit einer strategischen und ideologischen Zielsetzung, eine etablierte Ordnung durch Anschläge ins Chaos zu stürzen. Attentate folgen stets dem Prinzip der (mehr oder minder) unvorhersehbaren Nadelstichtaktik. Es geht darum, durch das Instrument des Terrors die Denkweise der angegriffenen Gesellschaften oder Gesellschaftsschichten zu beeinflussen und in ihrem Kern aufzureiben, den Konsens, der eine Gesellschaft zusammenhält, zu zerstören.

Terror zielt darauf ab, die Herrschaft über das Denken und das Verhalten der Menschen zu erlangen. Terror ist Mittel zum Zweck; er ist nicht Ziel, sondern Methode. Und genau das macht ihn noch über die konkreten Menschenleben, die er als Opfer fordert, hinaus so gefährlich: Seine tief greifendste Wirkung entfaltet der Terror dadurch, dass gerade durch das grausame und sinnlose Quälen und Morden Gesellschaften beginnen, bisher weitgehend im Konsens getragene, funktionierende Werte und Normen aufzugeben; sie verrohen und verlieren ihre Fähigkeit zur Differenzierung. Revolutionäre streben die Übernahme einer Herrschaft an, Terroristen streben nach der Verbreitung von Chaos.

Terror spaltet. Angst und Hass wirken über das einzelne Attentat und das individuelle Leid der Opferfamilien hinaus. Letzten Endes werden sowohl jene Personen, die sich als Selbstmordattentäter in die Luft sprengen, als auch die Opfer, die sie in den Tod reißen, zum Instrument, zum Werkzeug der Spaltung der Gesellschaft. Auf eine perfide Art und Weise erfüllen sowohl die Täter als auch ihre Opfer den gleichen Zweck.

Beim rechts- beziehungsweise linksextremistischen Terror wird auf diesen perversen Mechanismus, Täter und Opfer in ihrer Instrumentalisierung gewissermaßen unfreiwillig zusammenzuschweißen, weitestgehend verzichtet, da Selbstmordattentate als Anschlagstechnik nicht favorisiert werden. Politischer Terror zielt auf bestimmte Personengruppen und Meinungsvertreter, nie aber auf die ganze Gesellschaft ab, mit der Folge, dass sich weite Kreise nicht davon betroffen sehen. Das ist gefährlich, denn der demokratische Parlamentarismus wird durch rechten wie linken Extremismus gleichermaßen angegriffen, beide Ideologien zielen auf eine Entindividualisierung der Gesellschaft und damit auf eine Nivellierung der Unterschiedlichkeit von uns Menschen ab. Der islamistische beziehungsweise salafistische Terrorismus indes zielt auf jeden. Jeder, egal welcher politischen oder religiösen Ausrichtung, kann Opfer werden und erfüllt potenziell die Eigenschaften des Feindes.

Wenn aber im Grunde Religion beziehungsweise Ideologie in gewisser Weise austauschbar sind und Terror der einen oder anderen Farbe und Flagge nur das Gefäß ist, in das der individuell aufgestaute und geschürte Hass von Gruppen hineingegossen wird, dann kommen wir nicht umhin, die hinter der extremistischen Ideologie versteckten eigentlichen Bedürfnisse der Personen zu erfragen und Lösungen anzubieten, die sich mit unserem Begriff eines Rechtsstaats vereinbaren lassen. Deradikalisierung heißt immer: den Menschen bei seinem unmittelbaren, persönlichen Bedürfnis abholen und ernst nehmen.

Ich teile die Ansicht, dass es weitgehend zufällig ist, welcher radikalen Bewegung sich jemand anschließt, um in seiner Frustration und seinem Hass angenommen zu werden. In bestimmten Regionen ist es wahrscheinlicher, dass sich ein junger Mensch der rechtsextremistischen Ideologie verschreibt, in manchen Gegenden ist die Zugehörigkeit zur linksextremistischen Szene wahrscheinlicher, und in wieder anderen Gegenden und kulturellen Milieus ist eine Tendenz zum Salafismus naheliegender. Manchmal ist es eine Frage des Zufalls, für welche extremistische Gesinnung sich jemand entscheidet.

Hinsichtlich ihrer Persönlichkeitsstruktur unterscheiden sich die Personen innerhalb terroristischer Gruppen genauso wie überall: Der eine gibt die Richtung und die Strategie vor, kann klare Entscheidungen treffen. Er ist eher dominant, machtbewusst, selbstsicher, rhetorisch geschickt, manipulativ. Charismatische Anführer sprengen sich nicht in die Luft, sondern finden andere, die das für sie tun. Hat sich das Charisma jedoch aufgebraucht, können auch sie mittels Selbsttötung sterben. Die anderen sind Sacharbeiter, Personalbeschaffer, fleißige Zuarbeiter, vielleicht schwach und bedürftig, eventuell eingeschüchtert, zumindest loyal, aber auch auf der Suche nach Abenteuer und Gewalt.

In der Regel tun Menschen ohne Zwang für gewöhnlich nichts Extremes – und auch sonst nichts –, wenn nicht irgendein in ihnen angelegtes Bedürfnis dadurch befriedigt wird. Für die meisten Menschen von uns, die wir ein einigermaßen geordnetes Leben mit Familie und Arbeit, Freundeskreis und Hobbys führen, können die Bedürfnisse, die durch diese Lebensform befriedigt werden, zum Beispiel lauten: Sicherheit, Stabilität, Anerkennung, vertrauensvolle Beziehungen.

Es gibt aber offensichtlich (vor allem junge) Menschen, deren Bedürfnisse entweder gänzlich andere sind oder aber deren Bedürfnisse zwar den unseren ähneln, deren Lebensumstände in ihren Herkunftsländern jedoch Perspektiv- und Orientierungslosigkeit befördern oder die – selbst mitten in Europa geboren und aufgewachsen – keinen Weg finden, wie sie im Rahmen einer komplexen bürgerlichen Zivilgesellschaft ihr Leben befriedigend gestalten können.

Die Bedürfnisse, die durch Radikalisierung befriedigt werden, sind Sicherheit, Klarheit, Orientierung, eine Welt ohne Zweifel, Erhabenheit, Teilhaftigkeit an einer großen Bewegung, Sinngebung des eigenen Lebens über die eigene Existenz hinaus, moralische Hybris.

Vielleicht fragen Sie sich angesichts des letzten Begriffes: Wo soll denn da die Moral sein? Doch wenn man die Schraube der Tugendhaftigkeit allzu fest in das Brett gesellschaftlicher Utopien eindreht, kommt sie am anderen Ende des Brettes als Terrorgewinde wieder heraus. Das ist keine neue Erkenntnis, das Prinzip ist immer das gleiche: Von Maximilien Robbespierre, einem der Anführer der Terrorherrschaft während der Französischen Revolution, ist ein Zitat überliefert, das das sonderbare Verhältnis von Tugendhaftigkeit und Terror eindrucksvoll beschreibt. »Der Terror ist nichts anderes als rasche, strenge und unbeugsame Gerechtigkeit. Er ist eine Offenbarung der Tugend.«

Sehen Sie die Parallele zu den Kämpfern des IS? Auch da geht es um einen »Gottesstaat«, und wer wollte bestreiten, dass es sich bei deren Treiben um »Tugendterror« handelt?

Im Folgenden will ich Ihnen vor allem die Bedeutung bestimmter Persönlichkeitsstile und damit verknüpfter Denkweisen erläutern, die eine erhöhte Anfälligkeit für

Radikalisierung und Fanatisierung bedeuten. Außerdem will ich Ihnen zeigen, mit welchen demagogischen Mitteln gearbeitet wird und wie diese demagogischen Mittel genau jene Persönlichkeitsaspekte bedienen. Dies kann erklären, warum sich vor allem sehr junge Menschen für Terror begeistern lassen.

Aus forensisch-psychiatrischer und psychologischer Sicht gibt es grundsätzlich drei Gruppen von Menschen, die sich so radikalisieren lassen, dass sie terroristische Handlungen aktiv unterstützen. Die erste Gruppe ist eher klein und hat tatsächlich eine wahnhafte Störung oder ist gar schizophren.

Die zweite, deutlich größere Gruppe hat eine antisoziale beziehungsweise dissoziale Persönlichkeit. Ein Teil dieser Personen ist sogar deutlich psychopathisch. Unter Psychopathen werden in diesem Zusammenhang hochgradig gewaltbereite und von Gewalt faszinierte Menschen verstanden. Sie haben mitunter sogar eine sadistische Freude an Gewalt, sind skrupel- und reuelos, angstfrei, fühlen sich von Kampfgeschehen angezogen und sind durch Sanktionen nicht zu beeindrucken. Terrorcamps sind für Menschen, die sich von Gewaltausübung angezogen fühlen, regelrecht ideale Orte. Die martialischen Werbevideos des IS, die im Zusammenspiel von Bild und dramatischer Musik hoch professionell gemacht sind, bedienen zum Beispiel genau diesen psychopathischen Hang zur Grausamkeit und die Lust am ultimativen Tabubruch.

In einer Zivilgesellschaft leben Menschen mit einer dissozialen Persönlichkeit zumeist am Rand der Gesellschaft. In einer terroristischen Vereinigung hingegen werden diese Menschen erfolgreich. In der fundamentalen Ablehnung jener Gesellschaft, aus der sie stammen, entwickeln sie ein amoralisches Überlegenheitsgefühl, gepaart mit Zerstörungswut. Radikalisierung und Extremismus ermöglichen es all jenen, die sich in einer Gesellschaft als Verlierer und Ausgestoßene fühlen (und zum Teil auch so benehmen), eine Position der Überlegenheit aufzubauen, aus der heraus sie die ganze Energie ihrer Wut und Enttäuschung dazu nutzen, mordend und brandschatzend gegen jene vorzugehen, die sie als ihren Feind definiert haben.

Auf einer psychodynamischen Ebene geht es bei diesem schwer dissozialen Mechanismus vor allem um Abwehr von Depression und Insuffizienzerleben und auch um Selbsthass. Es geht um die Sehnsucht nach Bindung und Angenommensein und die gleichzeitige Angst davor.

Die dritte Gruppe von Menschen zählt zu den sogenannten kontextspezifisch Radikalisierten. Bei ihnen beeinflusst die persönliche Lebenssituation ihre Bereitschaft, sich einer radikalen Gruppierung anzuschließen. Sie erleben zum Beispiel am eigenen Leib gesellschaftliche und politische Unzulänglichkeiten oder identifizieren sich mit Ungerechtigkeiten auf geopolitischer Ebene. Sie sind empfänglich für die Idee, dass man dagegen etwas unternehmen muss. Manche von ihnen starten also mit einem idealistischen Standpunkt und verirren sich später in Mord und Totschlag. Um sich einer mörderischen Ideologie zu unterwerfen, müssen diese Menschen am meisten daran arbeiten, ihre früheren Werte und Normen hinter sich zu lassen.

Gerade Jugendliche und Heranwachsende sind dafür besonders anfällig. Dazu kommt, dass man gerade in dieser Zeit für Aufregung und Abenteuer besonders aufgeschlossen ist; auch Tabuüberschreitungen sind äußerst reizvoll. Islamistische Gruppen ködern junge Leute beispielsweise durch eine »moderne« und »smarte« Ästhetik. Zur Elterngeneration in maximale Opposition zu gehen gelingt heute eher über Radikalisierung und hypermoralische Rigidität als über den Kampf für besondere persönliche Freiheiten.

Die Gesellschaft, die man angreift, als Ursache von Frustration und Erniedrigung zu brandmarken, ist ein gängiges Mittel jeder extremistischen Gesinnung. Im Zusammenhang mit den schweren gewalttätigen Entgleisungen rund um den G20-Gipfel in Hamburg im Juli 2017 konnte man eine strukturell vergleichbare Rhetorik vernehmen, wonach nicht die Polit-Hooligans gewalttätig waren, sondern die Gewalt von der Polizei (als Repräsentant eines der freiheitlichsten Staaten der Welt) ausging. Gewalt wird in extremistischen Kreisen immer dadurch gerechtfertigt, dass sich Gruppen als entrechtet beschreiben. Festzuhalten ist zudem, dass der ideologische Boden, auf dem sich Terror und Extremismus bewegen, strikt antifreiheitlich und antidemokratisch ist.

Äußerungen ganz unterschiedlicher Terroristen verweisen darauf, dass es ihnen um die Bedienung von Rachegelüsten und Neid und um den manipulativen Einsatz von Verschmelzungs- und Todessehnsüchten geht, um Menschen selbst als tödliche Waffe einsetzen zu können. Von Scheich Ahmed Yassin, einem der bekanntesten Begründer der Hamas, ist das Zitat überliefert: »Die Liebe zum Märtyrertum ist etwas, das sich tief im Herzen befindet. Aber diese Belohnung ist nicht für sich alleine das Ziel des Märtyrers. Sein einziges Ziel besteht darin, Allahs Zufriedenheit herbeizuführen. Das kann am einfachsten und am schnellsten geschehen, wenn man für die Sache Allahs stirbt.«

Und Osama bin Laden lies über den Sender Al Jazeera am 12. November 2002 verkünden: »Warum sollten Angst, Tod, Zerstörung, Vertreibung, Verwaisung und Verwitwung weiterhin unser Schicksal bleiben, während Sicherheit, Stabilität und Glück euer Schicksal sind. Das ist ungerecht. Es ist Zeit abzurechnen. Ihr werdet getötet werden, so wie ihr tötet, und ihr werdet bombardiert werden, so wie ihr bombardiert.«

Es geht also um Unbeugsamkeit und Strenge, um das Streben nach (vermeintlicher) Tugendhaftigkeit, um die Entwertung von Menschen zum Zweck der eigenen Überhöhung, um Vergeltung und Rache, Neid und Missgunst, um Abwehr von (Homo-)Sexualität und Verteidigung einer Reinheit. Einer religiösen Überhöhung entkleidet wirken auch diese Motive eher banal und ähneln durchaus jenen anderer Gewalttaten.

Im Regelfall lehnen Terroristen eine psychiatrische Untersuchung ab, weil sie jeden Versuch einer Pathologisierung ihrer Gesinnung ablehnen; Psychiater sind für sie Teil des von ihnen bekämpften staatlichen Systems. Erst wenn es um die Haftvermeidung aufgrund von Haftunfähigkeit oder um Gnadengesuche geht, steigt die Bereitschaft, sich untersuchen zu lassen.

Der Essener Forensikprofessor Norbert Leygraf hat sicherlich hierzulande die meisten Terrorverdächtigen begutachtet. Er diagnostizierte nur bei sehr wenigen Anzeichen einer schweren psychischen Störung. Häufiger waren es junge Männer, die ziemlich alterstypische Probleme im Leben hatten: Stress mit der Ausbildung, Probleme mit den Mädchen, Ärger mit den Eltern, kein Geld … Was aber hat das mit Terrorismus zu tun? Im konkreten Einzelfall ziemlich viel, denn die Hinwendung zu einer terroristischen Gruppe bedeutet den Bruch mit dem »normalen« Leben, das unmöglich zu bewältigen scheint. Es bedeutet eine radikale Abkehr von den bisherigen Zielen und Vorgaben, die nicht mehr erreichbar scheinen.

Einer der Kölner Kofferbomber vom Juli 2006 war ein junger Mann, der heillos überfordert war mit dem Wunsch seiner Familie, dass er studieren solle. Die Rolle des Gotteskämpfers anzunehmen schien ihm ein guter

Ausweg. Die Hinwendung zum Terror kann in westlichen Ländern im Individualfall Ausdruck einer gescheiterten männlichen Rollenfindung sein. In der terroristischen Gesinnung findet der Betreffende ein Gegenmodell, dem er sich unbefangen anschließen kann und in dem die Gefahr des Scheiterns geringer ist. Die Gefahr der Verhaftung wird meist bagatellisiert: Man ist dann zwar in Haft, hat aber keinen Ärger mehr mit dem Lehrmeister oder den Eltern.

US-amerikanische Untersuchungen weisen auf einen interessanten Unterschied hin: Männer, die sich in ihren arabischen Herkunftsländern radikalisiert hatten, entstammten eher der bildungsaffinen Mittelschicht. Die jungen Männer, die sich im Westen radikalisierten, entstammten deutlich häufiger dem sozialen Rand der Gesellschaft beziehungsweise waren bereits in einen dissozialen Lebensstil abgeglitten. Marginalisierung, also der weitgehende Verlust einer eigenen kulturellen Identität bei gleichzeitig nicht vorhandener Übernahme (beziehungsweise Ablehnung) der Kultur im Aufnahmeland, bedeutet ein hohes Risiko für das Abgleiten in einen allgemeinen dissozialen Lebensstil mit Alkohol- und Drogenkonsum, Flucht in kurzfristige, hedonistische Vergnügungen zur Abwehr eines unerträglichen inneren Leere- und Entwurzelungserlebens. Die in der dissozialen Randständigkeit deutlich aufgeweichten sozialen Normen senken insgesamt die Schwelle für die Begehung von Straftaten. Ein Teil der Taten der Silvesternacht in

Köln und anderswo geht sicherlich auch auf diesen Mechanismus zurück.

Die Personen fühlen sich haltlos, entwurzelt, finden keine Sinnerfüllung im Leben, sind oftmals unterschwellig stark depressiv. Diese Depressivität wird umgemünzt in Hass und Wut. Demagogen haben mit diesen Menschen für ihre hasserfüllten Machtstrategien ein leichtes Spiel. Plötzlich finden sie wieder Halt und Orientierung, plötzlich bekommt das Leben und Leiden einen Sinn, sie können sich einer Bewegung anschließen, die all das vernichten will, was sie in ihrer Persönlichkeit vernichtet hat beziehungsweise wo sie als Person ausgegrenzt wurden. Genau dieses Problem gilt es im Blick zu behalten bei der gesellschaftlichen und sozialen Integration der Flüchtlinge.

Schon allein aus diesem Grund sind barackenartige Notunterkünfte, in denen geflüchtete Menschen über Monate leben, ein wirklicher Risikofaktor. Der Einwurf »Ja, was haben die Menschen denn erwartet?« hilft nicht weiter. Der Boden, auf dem die Bereitschaft zur Radikalisierung entsteht, weil es keinerlei Perspektive und Orientierung mehr im eigenen Leben gibt, ist das Problem. Darum müssen wir uns als Gesellschaft kümmern.

Die Attentäter der Anschläge vom 11. September 2001 entstammten allerdings einer bürgerlichen Bildungsschicht: Die jungen Männer wirkten nach außen hin als Studenten an einer deutschen Universität als integriert. Haftet dem nicht etwas Schizophrenes an? Nein, gerade das nicht. Schon die Fähigkeit, sich in die Lebensumgebung einzufügen, verweist auf eine ziemlich robuste psychische Konstitution. Krankheit im psychiatrischen Sinn bedeutet immer einen Verlust an Flexibilität und Anpassungsfähigkeit. Das Beispiel der Attentäter des 9/11 ist besonders schockierend, da es zeigt: Um maximal »erfolgreich« in terroristischer Hinsicht zu sein, bedarf es im Grunde geradezu bürgerlicher Tugenden wie Fleiß, Gelehrsamkeit und Wissbegierigkeit, Ausdauer, Übungseifer, Gruppenkompetenz. Gerade Personen, die im Alltag auf individueller Ebene weitgehend angepasst sind, können auf kollektiver Ebene die meiste Zerstörung bewirken. Die deutsche Geschichte des letzten Jahrhunderts zeugt ebenfalls davon.

Bei Mohammed Atta, einem der Attentäter von 2001, finden sich aber dennoch Hinweise, dass er ein Mann mit sehr persönlichen Problemen war. In seinem Testament zeigt sich eine große Sehnsucht nach einem allmächtigen, gütigen Vater und eine geradezu phobisch anmutende Frauenfeindlichkeit:

»... 5. Weder schwangere Frauen noch unreine Personen sollen von mir Abschied nehmen – das lehne ich ab. 6. Frauen sollten nicht für meinen Tod Abbitte leisten ... 9. Derjenige, der meinen Körper rund um meine Genitalien wäscht, sollte Handschuhe tragen, damit ich dort nicht berührt werde ... 11. Frauen sollen weder bei der Beerdigung zugegen sein noch irgendwann später sich an meinem Grab einfinden.«

Dass mittlerweile auch sehr aktiv Frauen als Selbstmordattentäterinnen rekrutiert werden, hat unter anderem einen eher praktischen Hintergrund: Da Frauen per se als terrorunverdächtiger gelten, sind sie strategisch besser einzusetzen und werden weniger kontrolliert. Wer wollte einen vermeintlichen Schwangerenbauch auf Sprengstoffbeutel untersuchen? Denken Sie bei einem Kinderwagen zuerst an ein Bombenversteck?

Hinzu kommt ein Mechanismus, den Psychoanalytiker als »Identifikation mit dem Aggressor« beschreiben: Der radikale Islamismus ist für Frauen nicht wirklich attraktiv, könnte man meinen. Mit der Identifikation mit einem absolut misogynen System entledigen sich Frauen aber des gesellschaftlichen Druckes, der Angst und der Gefühle der Erniedrigung und Entwürdigung. Ein weiteres Motiv dürfte gerade für noch sehr junge Frauen sein, dass sie vom hypermaskulinen Bild des unerschrockenen Kriegers fasziniert sind.

Um Anwärtern eine terroristische Gesinnung nahezubringen, sind bestimmte Denkinhalte wichtig. Dazu gehört unter anderem die sogenannte Führer-Lehre-

Einheit, das bedeutet, es bedarf eines charismatischen Führers, der zugleich die gesamte Lehre verkörpert. Wichtig ist auch die ausschließliche Gültigkeit dieser Lehre. Es darf kein Platz bleiben für Zweifel oder Unsicherheiten. Ein Absolutheitsanspruch, der in keiner Weise hinterfragt werden darf, ist in diesem Zusammenhang wesentlich, denn wenn der charismatische Führer im Besitz einer einzigen, absoluten Wahrheit ist, ist auch die Welt einfach. Es gibt keinen Zweifel, keine Ambivalenz, keine Verführung mehr, sondern nur noch eine gerade, feste, unerschütterliche Richtschnur. Für den Führer selbst entstehen daraus natürlich auch Vorteile: Einzig er ist im Besitz der Macht – und nur darum geht es.

Menschen, die eine starke Hand suchen, die ihnen die Richtung weist, und lediglich eine einzige Wahrheit akzeptieren können, scheinen in einer freiheitlichen und pluralistischen Gesellschaft wie der unseren eigentlich keinen Platz zu haben. Doch schauen Sie mal in die Kommentarspalten der Onlineausgaben von Zeitungen. Wie oft stößt man dort auf Beiträge, in denen der Schreiber in einem von apodiktischer Weisheit getragenen Tonfall eine einzige, zugespitzte Meinung als die alleinige Wahrheit verkündet? Ähnlich ist es in den zahlreichen Polit-Talkshows im Fernsehen, die nur selten ein echtes Vorbild an Debattenkultur sind, da jeder Teilnehmer – wie Autofahrer auf einer mehrspurigen Autobahn – nur auf seiner eigenen Meinung beharrt. Ein wirklicher Austausch findet hier nicht statt.

Für die Etablierung einer terroristischen Gesinnung sind außerdem Kulte und Riten wichtig, um die Anhänger an sich zu binden. Hierarchien und verschiedene Einweihungsgrade wirken als zusätzlicher Anreiz, sich für die Sache einzusetzen. Konsolidierend wirkt neben einem klaren Feindbild auch ein Zuwachs an Ehre, der mit dem Töten der Feinde einhergeht. Eine Selbstüberhöhung erwächst aus Aggression nur, wenn die Tötung von Gegnern nicht als Verbrechen, sondern als ehrenvoll gilt. Dies alles ist nicht neu. Denken Sie nur an den Ehrbegriff im Dritten Reich. Auch dort waren Menschen, die in Konzentrationslagern an den Insassen entsetzliche Verbrechen begingen, nicht »krank«, sondern sie sahen sich als belastbare, pflichtbewusste Staatsbürger.

Die Zugehörigkeit zu einer Gruppe von »auserwählten« Gleichgesinnten stabilisiert die eigene Identität, stärkt das eigene Selbstwertgefühl, beseitigt jegliche Selbstzweifel und verleiht moralische Legitimation. Die Lehre von der ausschließlichen einzigen Wahrheit führt zu einer Aufspaltung des Weltbildes in gut und böse. Wer der gleichen Lehre anhängt, gilt als gut, wer nicht als böse. Und wer böse ist, muss bekämpft und ausgelöscht werden, damit nur noch das Gute, Wahre übrig bleibt. Klingt zu primitiv, ist aber äußerst wirksam.

Zur Etablierung und Aufrechterhaltung des Feindbildes bedienen sich alle extremistischen Gruppierungen jedweder ideologischer Aufhängung des sogenannten dämonisierenden Denkens. Folgende Grundannahmen charakterisieren dieses Denkschema: Es wird grundsätzlich bestritten, dass Leid im Leben das Ergebnis von Zufall sein kann. Jede Unzulänglichkeit muss zwingend einen Verursacher haben, und dieser Verursacher muss bekämpft und vernichtet werden. Da der andere als völlig fremd begriffen wird, kommt es zu einem Zusammenbruch von Empathie. Der andere gilt nicht mehr als Mensch, sondern er ist das personifizierte Übel, das überwunden werden muss. Sprachlich zeigt sich dies zum Beispiel regelmäßig im Vergleich von Menschen mit Ungeziefer. Die Welt ist nur zu retten, wenn jeder (!) andere, der (der radikalen Lehre nach) von übel ist, ausgelöscht wurde. Es gibt keine Teilrettung, sondern nur ganz oder gar nicht. Folglich müssen die Anhänger ein großflächiges Massaker anrichten, nichts und niemand darf überleben. Das dämonisierende Denken ist gekennzeichnet durch die totalitäre Vorstellung einer endgültigen Lösung der Probleme. Einfühlung und die Fähigkeit zum Perspektivwechsel werden als Unterhöhlung durch den Feind angesehen. Komplexität und Abwägung gilt als Zeichen von Schwäche.

Dieses Denken kulminiert in den Selbstmordattentaten junger Menschen. Sich selbst im Namen einer Sache zu töten und dabei unzählige »Feinde« mit in den Tod zu reißen verspricht eine verführerische Exklusivität sowie eine Befreiung von allen realen Problemen und jeder intrapsychischen Not. »Auf diesem Wege zu sterben ist besser als jeden Tag in Frustration und Erniedrigung zu sterben«, hat der inzwischen verstorbene Hamas-Führer Abd al-Aziz Rantisi erklärt. Die Aufgabe des eigenen kleinen, bedeutungslosen Lebens zugunsten des Gewinnes ewiger Vorzüglichkeit ist ein winziger Preis, den Gott mit seiner umfassenden Großzügigkeit belohnt.

Was uns unverständlich erscheint, ist für überzeugte Anhänger einer extremen Idee von tödlicher Logik und Verheißung.

KAPITEL 6:
KANN MAN »DAS BÖSE« BEHANDELN?

Als forensische Psychiaterin wird mir oft die Frage gestellt, wie es denn nun mit »dem Bösen« stehe: Kann man es behandeln? Die Frage spitzt natürlich zu, verfehlt aber den Kern. Die meisten von uns haben eine Vorstellung davon, was böse ist. Das Böse ist aber keine psychiatrische beziehungsweise medizinische Diagnose. Man kann nicht sagen: »Haben Sie schon gehört, die Frau X hat jetzt das Böse.« Oder melden Sie sich mal am Arbeitsplatz krank mit: »Ich kann heute nicht kommen. Ich habe das Böse.«

Nimmt man die Frage wortwörtlich, ergeben sich daraus absurde Gegenfragen: Muss man das Böse behandeln, weil es vorübergehend erkrankt ist? Lässt man das Böse besser unbehandelt, damit es von allein (aus-) stirbt? Wird dem Bösen schlecht?

Freiheitsentziehende Maßnahmen sind in unserem Rechtsstaat darauf angelegt, die straffällig gewordenen Menschen dazu zu befähigen, in Zukunft straffrei leben zu können. Das gelingt allerdings in sehr unterschiedlichem Ausmaß. So sind die Rückfallraten bei aus den Haftanstalten entlassenen Straftätern sehr hoch, bei den aus der Forensik entlassenen ehemaligen Patienten sehr niedrig.

Jede Disziplin hat ihren speziellen Zugang zu der Frage, warum es das Böse gibt. Warum gebären junge Mütter Kinder und lassen sie in Zugtoiletten oder auf Friedhöfen liegen? Warum tötet der Hausmeister einer Schule ein kleines Mädchen? Warum entwickelt ein junger Mann schwere sadistische Fantasien und quält und tötet Frauen? Warum lassen sich einige Menschen von Demagogen radikalisieren und instrumentalisieren und sprengen sich selbst in die Luft mit dem Ziel, möglichst viele andere Menschen mit in den Tod zu reißen? Warum werden Kinder in Ländern wie Mali, Nigeria, dem Kongo und dem Sudan als Kindersoldaten eingesetzt? Wie frei von jeglicher Moral müssen Menschen sein, die Kinder systematisch Grausamkeiten aussetzen oder begehen lassen?

An Tatorten, die zu Orten der öffentlichen Trauer werden, an denen Menschen zusammenkommen und Blumen niederlegen oder Kerzen anzünden, sehen wir immer wieder Tafeln mit der Frage: »Warum?« Eine Antwort darauf kann es nicht geben, und *eine einzige* Antwort darauf schon gar nicht. Die tragischen Ereignisse sind eine Facette der mannigfaltigen Erscheinungsformen von Leid.

In einem Vortrag habe ich mal bemerkt, ein Gutes habe das Böse: Es halte sehr viele Menschen unterschiedlichster Berufe in Lohn und Brot: Theologen, Philosophen, Biologen, Ethologen, Psychiater und Psychotherapeuten, Rechtsmediziner, Richter, Politiker, Soldaten, Polizeibeamte, Kriminologen, natürlich nicht zuletzt auch die Täter selbst. Schon die Aufzählung all dieser Berufsgruppen verweist darauf, was ich im nachfolgenden Kapitel näher ausführen werde, nämlich dass Kriminalität, Hass und Gewalt nicht nur Leid verursachen, sondern der Gesellschaft auch immense Kosten aufbürden. Es lohnt sich allein aus diesem Grund, an einer gewaltarmen Gesellschaft zu arbeiten, wenn es schon keine gewaltfreie Gesellschaft geben kann – denn auf lange Sicht bleiben so mehr Gelder für die Dinge, die unser friedliches Zusammenleben besser und stabiler machen.

Wenn die Forensik aber doch irgendwie mit dem Bösen zu tun hat, nämlich in Form von Straftaten, dann stellt sich die Frage, was das Böse eigentlich ist. Ist der Begriff überhaupt richtig gewählt?

Im *Deutschen Wörterbuch* der Gebrüder Grimm wird das Böse als Begriff dem Teufel und Lügner zugeordnet. Im körperlichen Zusammenhang wird auf die Verbindung zum Schmerz hingewiesen. Das Böse hat folglich eine seelische, eine körperliche und eine Beziehungsdimension. Man kann nicht für sich allein böse sein, sondern es bedarf eines Gegenübers. Der Diskurs über das Böse ist Bestandteil des theologischen Nachdenkens über die Stellung des Menschen in der Welt und sein Verhältnis zu einer göttlichen Instanz. In den Neurowissenschaften verschiebt sich dieser Diskurs zum Verhältnis der Funktionsweise und Struktur des menschlichen Gehirnes und der menschlichen Verhaltensweisen.

Alle großen Weltreligionen sehen das Böse als Teil der göttlichen Schöpfung. Mit dem Sündenfall maßte sich der Mensch eine Erkenntnis an, die nicht für ihn bestimmt war, die ihm für ein Leben in Ganzheit nicht zuerkannt war: Es war göttliches Wissen. Indem der Mensch den Unterschied von Gut und Böse erkennt, kommt die Bürde der Entscheidung in die Welt. Dieses theologische Motiv hat die christliche Welt geprägt, es findet sich sogar im deutschen Strafrecht wieder, wenn bei der Beurteilung der Schuldfähigkeit eines Straftäters die Frage zu beantworten ist, ob die Person die Fähigkeit hatte, das Unrecht der Tat einzusehen und nach dieser Einsicht zu handeln – ob es ihm also möglich war, das Unrecht einer Handlung zu erkennen und sich gemäß oder entgegen dieser Einsicht zu verhalten.

Auch im Islam ist das Übel göttlichen Ursprunges. Im Judentum besitzt der Mensch die Freiheit, sich für das Gute und gegen das Böse zu entscheiden. Den östlichen Weltanschauungen jedoch ist der Gedanke fremd, Erkenntnis stehe dem Menschen nicht zu. Vielmehr bedarf es der stetigen spirituellen Übung, damit der Mensch seine Buddha-Natur entfalten kann. Glück und Leiden in der Welt werden als Folgen guten und bösen Handelns angesehen, und es wird grundlegend akzeptiert, dass mit dem Leben an sich existenzielles Leid verbunden ist, das sich unausweichlich in Krankheit, Alter sowie Tod zeigt; es ist mit jeder Geburt automatisch in die Welt kommt. Alle Weltanschauungen und Religionen wissen, dass eine Welt ohne das Böse nicht existieren kann, weil die Existenz dessen, was in der Welt ist, stets auch mit dem Übel verbunden ist. Man kann das Böse als Gegensatz zum Guten begreifen oder auch als Mangel an Gutem.

Über das Böse lässt sich nur reden, weil es den Tod gibt, und den Tod gibt es, weil es Leben gibt. Leben ohne Tod ist nicht denkbar, also ist Leben ohne Böses nicht denkbar. Der evangelische Theologe Ingolf Dalferth bringt es auf den Punkt: »Als Feind des Wahren setzt es Wahres, als Feind des Guten Gutes, als Feind des Lebens das Leben voraus ... Es gibt Böses. Das ist nur möglich, weil einem Wirklichen etwas Wirkliches widerfährt, durch das es Böses beziehungsweise das es als Böses erfährt: Gäbe es kein Leben, dem etwas widerfährt (kein wirkliches Leben), und gäbe es nichts, was einem Leben widerfährt (kein wirkliches Widerfahrnis), dann gäbe es auch kein Böses ... Eine Welt ohne Leben wäre eine Welt ohne Böses.«

TV-Sendungen und Filme, die sich mit dem Bösen befassen, sind nicht zuletzt deshalb so beliebt, weil wir uns in der Abgrenzung zu fürchterlichen Straftaten als erhaben und privilegiert fühlen können. Erhaben, weil wir selbst nicht jene Täter sind, und privilegiert, weil wir ihnen nicht zum Opfer fielen. Vor allem wenn man seine moralische Integrität nicht unter Beweis stellen muss, ist es leicht, ein gutes Bild von sich zu pflegen. Die vom Ex-Bundeskanzler Helmut Kohl geprägte Formulierung der Gnade der späten Geburt bringt das auf den Punkt.

Goethe lässt seinen Mephisto sagen, er sei »der Geist, der stets verneint«. Für unsere Zivilgesellschaft ließe sich daraus ableiten, dass ein Prinzip bösen Handelns oder böser Absichten sein könnte, grundlegend von einer Nicht-Existenz, einem Nicht-Sein zu sprechen, etwas oder jemandem sein Da-Sein und So-Sein abzusprechen. Gerade aktuell zeigt sich: Je mehr Menschen anderen ihre Daseinsberechtigung oder auch die Daseinsberechtigung von Positionen und Haltungen absprechen, desto mehr radikalisiert sich der öffentliche Diskurs.

Dass das aber nicht funktioniert, ist mir an einer ganz anderen, für mich völlig unerwarteten Stelle klar geworden. Ich stand in einer der Sammlungen der Stiftung Preußischer Kulturbesitz Berlin vor einem Gemälde mit einer Auferstehungsszene aus dem Landsberger Altar aus dem 15. Jahrhundert von Hans

Multscher. Der auferstandene Jesus sitzt auf der schweren Steinplatte, die seinen steinernen und von (schlafenden) Wächtern bewachten Sarg bedeckt. Mir kam bei diesem Bild die Idee, dass es jenseits seines konkreten religiös gebundenen Motivs eine Metapher ist für das Nichtgelingen, eine Idee aus der Welt zu vertreiben. Ist eine Idee einmal da, verschwindet sie nicht so einfach wieder. Deshalb muss man sich mit ihr auseinandersetzen. Darum ist die Vorstellung, man könne andere Vorstellungen vom Menschsein und vom Leben durch Terror ausmerzen, ebenso absurd wie die Idee, man könne Themen und Probleme als Einzelperson oder in der Gesellschaft ignorieren.

Dem somatisch-medizinischen Arzt, also jenem, der sich auf den Körper konzentriert, stellt sich das Böse vor allem als etwas Bösartiges dar, zum Beispiel das ungebremste Wachstum genetisch und morphologisch veränderter Zellen, die den gesamten Energiehaushalt des Körpers ausbeuten, bis dieser Körper stirbt. Die meisten Krebspatienten erliegen nicht ihrem Primärtumor, sondern der Auszehrung und dem Organversagen durch Metastasen. Auch dieses ausgesprochen medizinische und damit sehr konkrete Beispiel macht deutlich, dass das Böse auf jeden Fall zwei Eigenschaften zu besitzen scheint: Erstens bildet es sich neu, und zweitens basiert sein Erfolg auf einem allgemeinen Prinzip der Zerstörung, wodurch es sich letztlich wiederum selbst limitiert. Das Prinzip des »Erfolges bis zum eigenen Untergang« kennen Medizin und Weltgeschichte gleichermaßen.

Für die forensisch-psychiatrische Perspektive, die dem Bösen in Gestalt von strafrechtlich relevantem Tun auf den Grund geht, kann man auch einen kurzen Blick auf die wesentlichen Motive für Mord und Totschlag werfen, die schon die sieben Todsünden Stolz, Habsucht, Wollust, Neid, Völlerei, Zorn und Trägheit beschreiben. Die meisten Gewalttaten gegen Leib und Leben werden aus Zorn, Neid, Eifersucht, Gier oder aus der Entscheidung für einen bequemen, anstrengungsfreien Lebenswandel begangen. Im Grunde beschreiben schon diese sieben Todsünden die psychologischen Grundlagen menschlicher Destruktivität.

Die umfassende Psychologisierung des Bösen begann in der Aufklärung. Der Philosoph Immanuel Kant sah das Böse als das Ergebnis des Strebens nach Selbstliebe an. Damit ist er schon sehr nah an *einem* wesentlichen Aspekt der psychiatrischen Sichtweise, nämlich dem malignen Narzissmus, mit dem wir uns hier bereits auseinandergesetzt haben. Der Psychoanalytiker Arno Gruen sieht eine frühe Entfremdung vom Selbst als Ursache für den Hass auf alles Fremde. Die früh erlebte und nicht verwundene Entfremdung von sich selbst, so Gruen, behindert den Menschen nachhaltig darin, sich anderen menschlichen Beziehungen verbunden zu fühlen.

In der Straftätertherapie begegnet man immer wieder Menschen, denen genau diese Fähigkeit fehlt. Sie besitzen eine Überempfindlichkeit und ein rigides, strafendes Gerechtigkeitsempfinden, das in völligem Kontrast zu ihren Gewalttaten steht. Was sie den Opfern wirklich angetan haben, vermögen sie kaum zu erfassen. Auch darauf trifft Gruens Analyse präzise zu: »Bei Menschen ohne Inneres kommt hier eine vom wahren Schmerz abgeleitete Verzerrung des Schmerzes ins Spiel: das Selbstmitleid. Das Selbstmitleid macht es dem Täter möglich, den Fremden für das eigene Verhalten verantwortlich zu machen.«

Aus dem Verlust der eigenen Identität leitet sich ein wichtiger Aspekt der Entstehungsbedingungen menschlicher Destruktivität ab: die Dehumanisierung des Gegenübers. Die Kapitel zu Amok und School Shooting und zu Radikalisierung und Terror sind darauf näher eingegangen. Dieses Thema ist mir mit Blick auf die gesellschaftliche Bedeutung von Hass und Gewalt für unser Zusammenleben besonders wichtig. Die Philosophin Hannah Arendt, die sich grundlegend mit den Ursachen der menschlichen Gräueltaten in der Zeit des Nationalsozialismus auseinandersetzte, kam zu der Erkenntnis: »Das Böse hat sich als radikaler erwiesen als vorgesehen. Äußerlich gesprochen: Die modernen Verbrechen sind im Dekalog nicht vorgesehen. Oder: Die abendländische Tradition krankt an dem Vorurteil, dass das Böseste, was der Mensch tun kann, aus den Lastern der Selbstsucht stammt, während wir wissen, dass das Böseste oder das radikal Böse mit solchen menschlich begreifbaren, sündigen Motiven gar nichts mehr zu tun hat ... Es hat irgendwie mit den folgenden Phänomenen zu tun: die Überflüssigmachung von Menschen als Menschen ...«

Gibt es nun also das Böse für den forensischen Psychiater oder nicht? Ist er womöglich gewissermaßen amoralisch, weil er das Böse negiert? Die Sache ist verzwickt. Wie ich schon schrieb: Das Böse ist keine Diagnose, sondern ein Begriff aus Theologie und Philosophie. Über Schuld und Strafe urteilen Richter und nicht Psychiater. Psychiater kategorisieren Taten nicht moralisch, sondern sehen sie vor dem Hintergrund der Individualität der Täterperson. Sie stellen einen Zusammenhang her zwischen dem Täter und der Tat. Verbrechen *können* so als Symptom einer psychischen Störung verstanden werden. Der sexuelle Kindesmissbrauch ist eventuell das Symptom einer sexuellen Präferenzstörung. Die Tötung der eigenen Mutter kann im konkreten Einzelfall Folge eines schizophrenen Vergiftungswahnes sein, oder die kaltherzige Auslöschung aus Habgier oder Enttäuschung, die Tötung der eigenen Ehefrau kann die Tat eines ausgeprägten Narzissten im Scheidungsdrama sein, der Totschlag der eigenen Partnerin die Folge einer schweren Impulskontrollstörung oder eine Tat aus Eifersucht. Mitunter spielen Abenteuersuche, Sensationshunger, Eitelkeit eine Rolle oder eine durch und durch kriminelle Identitätsbildung, also die Bejahung eines gewalttätigen, kriminellen Lebensstils als Lebenskonzept.

Ganz überwiegend haben Gewaltstraftaten letztlich oftmals Motive und Beweggründe, die in ihrer Banalität in einem starken Missverhältnis stehen zum Ausmaß der Gewaltanwendung und der Folgenschwere. Deshalb entspricht die laienhafte Vorstellung, wer sich mit Verbrechen befasse, blicke immer in die tiefen Abgründen menschlicher Seelen, nicht ganz der Realität. Vielen Gewalttätern mangelt es an der Fähigkeit zur tiefen Empfindung beziehungsweise zu einem Zugang zu ihren eigenen Tiefen. Schon Hannah Arendt hat festgestellt: Das Böse hat keine Tiefe. Und sie hat recht.

KAPITEL 7:
DIE THERAPIE DER TÄTER – ÜBERFLÜSSIG ODER CHANCE FÜR DEN RECHTSSTAAT?

Fürchten Sie manchmal, dass die vielen Berichte über ungelöste Probleme und offene Fragen in unserer Gesellschaft zu einer Verdrossenheit und Feindseligkeit gegenüber dem Rechtsstaat beitragen? Dass Wut und Hass aus zwei vermeintlich gegensätzlichen Gründen entstehen, nämlich auf der einen Seite aus Hilflosigkeit und Überforderung im Umgang mit den vielfältigen und vielschichtigen Informationen und auf der anderen Seite aus Unwissenheit und Mangelinformation? Die Verdrossenheit unserer Gesellschaft gegenüber, die sich in den zurückliegenden sieben Jahrzehnten schrittweise entwickelt hat, erscheint mir vor allem die Folge eines starken Bedürfnisses nach »einfachen Wahrheiten« zu sein.

Ein ernstes Phänomen ist der sich gegenwärtig zuspitzende Zweifel am Rechtsstaat selbst. Den einen ist er viel zu liberal, den anderen zu restriktiv und gar reaktionär. Wieder andere verwechseln Freiheit und Rechtsstaatlichkeit mit der unreifen und irrigen Vorstellung von völliger Regellosigkeit, und noch ein anderer Teil in unserer Gesellschaft sieht die Befolgung der Gebote der muslimischen Religion als wichtiger an als die Befolgung der Gebote der Demokratie. Eine Gesellschaft kann in ihrer Heterogenität aber nur stabil zusammenleben, wenn es bei aller Unterschiedlichkeit persönlicher Überzeugungen und Anschauungen ein unverbrüchliches Bekenntnis zu den Grundwerten der Gesellschaft gibt. Das ist nicht reaktionär, sondern eine Notwendigkeit zum Erhalt einer Gesellschaft, die – aus einer menschenverachtenden Historie kommend – sich zu einer der freiheitlichsten Gesellschaften entwickelt hat.

Am Institut für Kriminalwissenschaften der Universität Hamburg untersuchten Mitarbeiter in den Jahren 2005/2006 die Grundhaltung zu Demokratie, Rechtsstaat und politisch-religiös motivierter Gewalt im Auftrag des Bundesministeriums des Innern (BMI) bei in Deutschland lebenden Muslimen. Die Untersuchung kam zu recht alarmierenden Ergebnissen, aber auch zu solchen, die nahelegen, dass es Anknüpfungspunkte für eine Arbeit am Konsens geben könnte. Demnach stimmten zwar 79 Prozent der befragten Muslime der Aussage völlig zu, dass auch Minderheiten das Recht haben sollten, ihre Meinung frei zu äußern, aber gleichzeitig antworteten knapp 43 Prozent, der Staat solle Zeitungen und Fernsehen kontrollieren, um Moral und Ordnung sicherzustellen, und mehr als 48 Prozent stimmten völlig oder teilweise der Aussage zu, dass man an den »vielen Kriminellen« im Land sehen könne, wohin Demokratie führe. Für die (Wieder-)Einführung der Prügelstrafe in Deutschland stimmten allerdings nur knapp zehn Prozent, knapp 84 Prozent waren entschieden dagegen.

Ein Teil rechtsstaatlichen Handelns, der – je nach politischer Haltung oder Fehlinformation – als ein unverschämtes und die Gewaltopfer verhöhnendes Wellnessangebot für Kriminelle verstanden wird oder aber als »Psychiatriefolter«, ist die Forensische Psychiatrie.

In Forensischen Kliniken werden mehrheitlich psychisch kranke Straftäter behandelt, wie ich sie Ihnen unter anderem in Kapitel 1 vorgestellt habe, also Menschen, die ganz offenkundig krankheitsbedingt den Bezug zur Realität stark eingebüßt haben.

Das Gericht ordnet in seinem Urteil eine solche Unterbringung an, wenn durch ein Sachverständigengutachten plausibel dargelegt werden konnte, dass der Täter infolge einer psychischen Erkrankung die Tat begangen hat und weitere Straftaten drohen, falls er nicht behandelt wird. Um eine solche Sachverständigentätigkeit ausüben zu können und zu dürfen, verlangt es vor allem bei komplexeren Fragestellungen einer speziellen Qualifikation auf dem Gebiet der Forensischen Psychiatrie.

In ihrer heutigen Form ist die Forensische Psychiatrie mit ihren Behandlungsstandards und Therapieverfahren sowie insbesondere auch mit ihrer deutlichen Verbesserung der Erstellung von Risikoprofilen, also der Gefährlichkeitseinschätzung, ein ziemlich junges Fach. Erst die zurückliegenden 20 bis 25 Jahre haben jenen Grad an Professionalität hervorgebracht, mit dem die Forensische Psychiatrie heute arbeitet.

Ich möchte Ihnen hier kein unkritisches Loblied meiner Profession singen, sondern auch die Aspekte erläutern, die ich für problematisch und kritikwürdig halte. Mein Anliegen ist es, Ihnen ein ausgewogenes Bild von den Aufgaben, Pflichten, Stärken und Schattenseiten darzulegen, um Ihnen *ein* Instrument des Rechtsstaats im Umgang mit Gewalttätern zu erläutern.

In den 1970er- bis 1990er-Jahren geriet das Fach bundesweit wegen verschiedener Tötungsdelikte, die von Patienten bei Ausgängen oder nach einer Flucht verübt wurden, berechtigterweise deutlich in die Kritik. Diese hat die Haltung der Öffentlichkeit zur Forensik über Jahrzehnte erheblich geprägt.

Einer der bekanntesten und aus heutiger Sicht geradezu unglaublichsten Fälle ist der von Frank Schmökel, der 1988 wegen einer versuchten Vergewaltigung an einer Jugendlichen zu einer Freiheitsstrafe von anderthalb Jahren verurteilt wurde und 1993 durch das Landgericht Frankfurt/Oder wegen einer Serie erneuter sexueller Missbrauchsdelikte schließlich in den psychiatrischen Maßregelvollzug, also in die Forensische Psychiatrie, eingewiesen wurde. Schmökel, der bereits während seiner ersten Inhaftierung einmal geflohen war, konnte 1994 während eines ihm gewährten Freiganges erneut fliehen, vergewaltigte auf der Flucht ein damals elf Jahre altes Mädchen und versuchte, es zu töten. Auch 1995, 1996 und 1997 entwich er wiederum bei Freigängen, und im Jahr 2000 floh er, als ihm ein pflegerisch begleiteter Besuch bei seiner Mutter gewährt worden war. Er verletzte seine Mutter und den ihn begleitenden Krankenpfleger mit einem Messer schwer und erschlug auf der Flucht einen Rentner in einer Laubenkolonie. Schmökel sitzt seit seiner Verurteilung 2002 in lebenslanger Haft; gegen ihn wurde die Sicherungsverwahrung verhängt.

Ein weiterer, bundesweit bekannt gewordener Fall ist der des sogenannten Heidemörders Thomas Holst, der 1994 wegen sexuell sadistischer Serienmorde in die Forensische Psychiatrie eingewiesen wurde und ein Jahr später mit der Hilfe einer Klinikbediensteten hatte fliehen können.

Zwischen 1988 und 1994 wurde das Dorf Eickelborn bei Lippstadt in Nordrhein-Westfalen von drei Morden erschüttert, begangen durch im Freigang befindliche Forensikpatienten. Einer dieser Täter war niemals zuvor mit körperlichen Gewaltdelikten, geschweige denn mit Tötungsdelikten auffällig geworden.

Diese fürchterlichen Vorkommnisse zeigen, dass es damals einen ganz erheblichen Professionalisierungs- und Veränderungsbedarf gab. Sie haben den Ruf der forensischen Psychiater über Jahrzehnte beschädigt und die Aufgabe der Forensischen Psychiatrie als fragwürdig erscheinen lassen. Es ist nicht überraschend, dass in der Bevölkerung nach wie vor die Vorstellung existiert, dass von Kliniken dieser Art eine besondere Gefahr für die Bürger und insbesondere für Familien mit Kindern ausgeht und dass sich forensische Psychiater von hochgefährlichen, manipulativen Serientätern mit ihrer Mischung aus »Gutmenschentum« und »Unverstand« zum Narren halten lassen. Ein – zugegebenermaßen ziemlich alter – Medizinerwitz über die Unterschiede zwischen Chirurgen, Internisten, Pathologen und Psychiatern spiegelt diese Meinung wider: Der Chirurg weiß nichts, kann aber alles; der Internist weiß alles, kann aber nichts; der Pathologe weiß alles und kann alles, kommt aber immer zu spät ... und der Psychiater? Der Psychiater kann nichts, weiß nichts, hat aber für alles Verständnis.

Man muss fairerweise einräumen, dass bis Mitte der 1990er-Jahren in den Forensischen Kliniken keine wirklich professionelle Risikoeinschätzung etabliert war. Es gab auch keine spezifischen kriminaltherapeutischen

Behandlungsverfahren für Sexual- und Gewaltstraftäter. Stattdessen wurde eine Kombination allgemeiner, unspezifischer Therapieangebote angewendet, eine Mischung aus Einzelgesprächen und tagesstrukturierenden Angeboten, die die Personen zum Teil noch gefährlicher machten, als sie es ohnehin schon waren, weil durch solche unspezifischen Gespräche die Manipulationsfähigkeit der Täter gestärkt wurde und sie gewissermaßen getrimmt wurden auf das Herunterbeten sozial erwünschter Antworten. Was sie aber wirklich dachten und was sie wirklich beabsichtigten, blieb völlig unklar. Vor allem wurde auch nur wenig über die Straftaten gesprochen, und so mancher Therapeut wusste nach langen Jahren gar nicht mehr, was sein Patient ehemals wirklich angestellt hatte. Es gab zwar bereits Ende der 1980er- und in den 1990er-Jahren strukturierte Methoden zur Erstellung von Risikoprofilen bei Straftätern, wie zum Beispiel die Integrierte Liste der Risikovariablen von Norbert Nedopil, Professor für Forensische Psychiatrie in München, oder die von Volker Dittmann an der Universitätsklinik Basel in der Schweiz entwickelte Kriterienliste, aber noch prägte die kritische Hinterfragung, ob Psychiater überhaupt aus ärztlich-ethischer Sicht berechtigt seien, Gefährlichkeitsprognosen zu stellen, die Diskussion.

Heute gibt es zahlreiche Beurteilungsinstrumente zur Erstellung eines Risikoprofils. Ab Ende der 1990er-Jahre wurde es allmählich Standard, dass in der Forensik beschäftigte Mitarbeiter die Strafakten des zu behandelnden Patienten und das Urteil kennen. Zuvor galt beispielsweise allen Ernstes unter Therapeuten und zum Teil sogar unter Gutachtern die Grundhaltung, dass man vor dem Gespräch mit dem Probanden beziehungsweise Patienten nicht einmal die Akte gelesen haben sollte, um der Person nicht voreingenommen gegenüberzutreten. Aus heutiger Sicht ist das absolut unprofessionell. Wenn man einem Menschen nicht empathisch im Gespräch begegnen kann und daran interessiert ist, zu erfahren, wie dieser Mensch denkt und handelt und welche Entwicklung er durchgemacht hat, dann kann man nicht in der Forensik arbeiten. Sie würden auch nicht zu einem Zahnarzt gehen, der allen Ernstes behaupten würde, dass er den Zahnstatus seiner Patienten nicht erhebt, weil die Diagnose von reichlich Karies und Parodontose dazu führt, dass er den Patienten ablehnt.

Nicht nur in Deutschland gab es folgenschwere Probleme im Umgang mit Forensikpatienten, auch der Fall des belgischen Serienvergewaltigers und Mörders Marc Dutroux schlug in den 1990er-Jahren hohe Wellen. Dutroux hatte mehrere Kinder und Jugendliche sexuell missbraucht und zwei Mädchen im Alter von 17 und 19 Jahren ermordet. Während er selbst eine Haftstrafe verbüßte, verhungerten zwei entführte achtjährige Mädchen in einem Kellerverlies in dem Haus, in dem Dutroux Ehefrau Michelle Martin lebte. In der Folge wurde der Ruf nach einem nachhaltigen Schutz vor sexuellen Gewalttätern lauter, und auch der Umgang mit Sexualstraftaten veränderte sich im Bewusstsein der Bevölkerung. Herrschte in den 1970er- und 1980er-ahren noch die Überzeugung vor, dass Mädchen und Frauen in Miniröcken selbst schuld seien, wenn sie angegriffen würden, und dass Vergewaltiger im Grunde von den Opfern selbst »provoziert« worden seien, so hat sich seither doch viel verändert, und die Maxime unseres Sexualstrafrechts, die auf dem Schutz der sexuellen Selbstbestimmung beruht, hat sich weitgehend in der Gesellschaft etabliert.

Am 26. Januar 1998 trat in Deutschland das Gesetz zur Bekämpfung von Sexualdelikten und anderen gefährlichen Straftaten in Kraft. Dies hatte durchaus weitreichende Folgen. So veränderten sich zum Beispiel die Anforderungen an Gefährlichkeitsprognosen. Reichte früher für eine Aussetzung einer freiheitsentziehenden Maßregel aus, dass der Gutachter feststellte, dass »verantwortet werden kann«, den Straftäter in Freiheit zu erproben, so galt in der neuen Fassung des Gesetzes, dass der Gutachter positiv festzustellen hatte, dass keine Gefahr mehr von der Person ausgeht. Neu hinzugenommen wurde auch die Möglichkeit einer Therapieweisung für jene Täter, deren Strafvollstreckung zur Bewährung ausgesetzt wurde; und vor allem mussten alle Sexualstraftäter, die zu mehr als zwei Jahren Freiheitsstrafe verurteilt wurden, in eine sozialtherapeutische Anstalt des Justizvollzugs verlegt werden. Die Sicherungsverwahrung für rückfällige Gewalt- und Sexualstraftäter konnte dank des neuen Gesetzes bereits bei einem ersten Rückfall oder auch bereits bei einer ersten Verurteilung angeordnet werden, und die ehemals gültige Höchstdauer von zehn Jahren nach der Verbüßung der Freiheitsstrafe entfiel. Diese Änderungen sorgten einerseits für eine Verschärfung der Gesetzgebung, signalisierten aber andererseits die Wichtigkeit sozialtherapeutischer Hilfe.

Seit Mitte der 1990er-Jahre stieg in der Konsequenz die Unterbringungsdauer in der Forensischen Psychiatrie kontinuierlich für alle Patienten an, nicht nur für Sexualstraftäter. Aktuell liegt die Aufenthaltsdauer in einer solchen Klinik im Durchschnitt bei acht Jahren. Im Einzelfall können – gerade bei sehr schweren Sexual- und Gewaltstraftaten – daraus leicht zehn, zwanzig Jahre oder auch mehr werden. In den Niederlanden wurde das Konzept der sogenannten »Longstay-Klinik« entwickelt, weil es Patienten gab und gibt, die sich auch mit den verfügbaren kriminaltherapeutischen Methoden nicht so weit behandeln lassen, dass ihr spezifisches Rückfallrisiko für sehr schwere Gewaltstraftaten hinreichend gesenkt wird. Es gibt Menschen, die letztlich nur innerhalb einer hohen Sicherung in der Lage sind, ein geordnetes und straffreies Leben zu führen. Einige von ihnen geben das auch selbst zu. Andere hingegen sehen sich trotz ihrer schweren und schwersten Gewalttaten als Justizopfer.

Im Zuge dieser Entwicklung stieg der Bedarf an Behandlungsplätzen, und daraus entwickelte sich ein anderes gesellschaftliches Konfliktthema. In der Bevölkerung regt sich seither deutlicher Widerstand gegen die mittlerweile hoch gesicherten psychiatrischen Fachkrankenhäuser. Zwar rufen viele danach, Sexualstraftäter dauerhaft wegzusperren, aber Protest wird laut, wenn eine neue Klinik für Forensische Psychiatrie vor der eigenen Haustür errichtet werden soll. Da entsetzliche Fälle der Vergangenheit das Bild lang anhaltend prägen und die Vorgänge innerhalb einer Forensischen Psychiatrie für die Öffentlichkeit nur wenig transparent sind, ist eine solche Sorge verständlich und ernst zu nehmen. Faktisch aber ist die Gefahr nachweislich nicht vergleichbar mit den zurückliegenden Jahrzehnten. Forensische Kliniken und Anwohner verfolgen das gleiche Ziel. Man kann dies durchaus mit einer Flugreise vergleichen: Piloten und Fluggäste sitzen im selben Flugzeug – und alle wollen einen ruhigen Flug und eine sichere Landung. Der Pilot wird das Seine tun, um dies zu garantieren. Ähnlich geht es einem Leiter einer Forensischen Klinik: Auch für ihn hat Sicherheit eine zentrale Bedeutung.

Nachdem jedoch 15 Jahre lang die Tendenz dahin ging, Unterbringungs- und Behandlungsdauern aus Sicherheitsgründen zu verlängern, läutete der Fall Gustl Mollath 2012 eine Wende in der Diskussion ein. Plötzlich standen Tausende Menschen auf öffentlichen Plätzen und forderten die Freilassung des in der Forensik untergebrachten Mannes. Dies war wirklich ein Novum.

Nie zuvor ist mir in den letzten 20 Jahren, in denen ich mich mit Forensik befasse, begegnet, dass sich Bürgerinnen und Bürger so zahlreich und so vehement für die Entlassung eines Menschen aus einer Forensischen Psychiatrie eingesetzt hätten. Gerieten bislang Politiker unter Druck, wenn problematische Psychiatrieinsassen freigelassen werden sollten, war es diesmal genau umgekehrt: Das Bayerische Justizministerium wurde wegen der gerichtlich verfügten Unterbringung massiv angegriffen.

Insbesondere durch die Berichterstattung der *Süddeutschen Zeitung* entstand der Eindruck, dass ein tadelloser, anständiger Bürger, der sich anschickte, Schwarzgeldgeschäfte und Steuerhinterziehung anzuzeigen, durch konspirative Klüngelei zwischen Justiz und Psychiatern mundtot gemacht werden sollte. Sicherlich trug das bürgerliche, sehr gepflegte Erscheinungsbild Gustl Mollaths mit seiner stets höflichen Eloquenz dazu bei, dass sich jeder mit ihm leicht identifizieren konnte und sich bang fragte: Wenn jemand wie *dieser Mann* einfach in die Psychiatrie eingewiesen werden kann, obwohl er – laut Berichterstattung – psychisch völlig gesund und außerdem noch unschuldig ist, kann mir das nicht auch passieren? Ganz so einfach gelagert ist dieser Fall allerdings nicht.

Die ARD strahlte am 13. Juli 2013 auf dem Sendeplatz »Die Story im Ersten« den Film *In den Fängen von Justiz, Politik und Psychiatrie* von Monika Anthes und Eric Beres aus. Der Film legt einen wirklich schwerwiegenden, die

Grundfesten des demokratischen Rechtsstaats erschütternden Psychiatrieskandal nahe, in dem Psychiatrie und Justiz eine gemeinsame Strategie verfolgten, wie man sie eigentlich nur von autokratischen Staaten kennt. Von diesen ist bekannt, dass politisch missliebige Personen durch Unterbringung in der Psychiatrie ohne jegliche medizinische und rechtsstaatliche Grundlage mundtot gemacht und ihre Leben zerstört werden.

Natürlich gibt es auch bei uns immer wieder Fehlurteile. Am dramatischsten sind natürlich jene, bei denen unschuldige Menschen für Taten verurteilt werden, die sie nicht begangen haben, und somit völlig grundlos inhaftiert werden. Entsetzliches Unrecht geschieht auch durch bewusste Falschbeschuldigungen, die unter dem öffentlichen Druck des Verfahrens aufrechterhalten werden, sodass derjenige oder diejenige, der oder die die falsche Anschuldigung in die Welt gesetzt hat, nicht mehr den Mut aufbringt, die Vorwürfe zurückzunehmen. Fehlbezichtigungen von Sexualstraftaten zählen zu solch schwerwiegenden Beschuldigungen, die das Leben des zu Unrecht Beschuldigten zerstören können. Dies geschah zum Beispiel 2002: Eine Lehrerin bezichtigte ihren Kollegen Horst A. der Vergewaltigung. Die Tat war frei erfunden, führte aber zu einer fünfjährigen Haftstrafe für Horst A. Nach seiner Entlassung wurde ein Wiederaufnahmeverfahren angestrengt, in dem 2011 seine Unschuld als erwiesen festgestellt wurde. Ein Jahr später starb Horst A. an Herzversagen.

Schlimm sind auch Fälle, bei denen Menschen zwar Straftaten begangen haben, aber nicht psychisch krank sind und dennoch über Jahre in einer Psychiatrie untergebracht werden – ohne dass es jemand bemerkt. Deshalb müssen Forensische Kliniken die zugewiesenen Patienten immer selbst nochmals intensiv untersuchen und mit ihnen ausführliche Gespräche führen; sie können sich nicht blind auf die Gutachten, die der Einweisung zugrunde liegen, verlassen. Wir haben die Pflicht, wachsam zu sein. Auch ich kenne als Gutachterin konkrete Fälle, in denen Menschen in die Forensik eingewiesen wurden, weil ihnen eine Erkrankung zugeschrieben worden war, die sie schlichtweg nicht hatten. Dieses Problem gibt es vor allem bei Menschen mit Migrationshintergrund. Darauf gehe ich weiter unten in diesem Kapitel noch näher ein.

Im Falle des Gustl Mollath gerieten nicht nur die Justiz, sondern vor allem auch mehrere Gutachter in die Kritik, sie hätten leichtfertig und fahrlässig, gar unerlaubt, auf Aktenbasis Gutachten verfasst, ohne mit dem Betreffenden gesprochen zu haben. Allerdings wurden in der Berichterstattung – wie es bei komplizierten und unübersichtlichen Sachverhalten leicht passieren kann – wichtige Informationen nicht erwähnt, wie etwa, dass bei einem durch die Justizbehörden erteilten Gutachtenauftrag zwar der Proband das Gespräch mit einem Gutachter ablehnen kann, der Sachverständige aber aufgrund seines Auftrags dennoch ein Gutachten erstellen muss. Ist ein

Arzt gezwungen, einen Untersuchungsbefund abzugeben, der Patient lässt sich aber nicht untersuchen, dann hat der Arzt eine sehr undankbare Aufgabe vor sich. Einem Gutachter geht es da nicht anders. Natürlich muss er sich in seinen Aussagen sehr bescheiden und die Erkenntnislücken deutlich machen. Ein psychiatrisches Gutachten ist aber keine physikalische Messung. Der Gutachter muss vielmehr transparent und fachlich begründet seine sachverständige Bewertung der verfügbaren Informationen darlegen und offene Fragen benennen. Zudem gehört es zu den Mindeststandards der Begutachtung, sich mit den Vorgutachten sorgfältig und aufmerksam auseinanderzusetzen.

Vor allem aber geriet weitgehend in den Hintergrund, dass Herr Mollath seinerzeit keinesfalls wegen des Anzeigens von Schwarzgeldgeschäften untergebracht worden war, sondern weil es das Gericht als erwiesen angesehen hatte, dass er seine Ehefrau bis zur Bewusstlosigkeit gewürgt hat.

Die richtige Botschaft wäre also gewesen: Wer Schwarzgeldgeschäfte anzeigt, kommt nicht in die Psychiatrie und macht sich nicht strafbar, sofern er nicht böswillig Leute belastet. Wenn man aber jemanden bis zur Bewusstlosigkeit würgt, kann das schon passieren – allerdings nur, wenn *zweifelsfrei* erwiesen ist, dass die Tat im Rahmen einer schwerwiegenden psychischen Störung ausgeübt wurde und zudem noch Wiederholungsgefahr besteht.

Im Wiederaufnahmeverfahren, das 2014 vor dem Landgericht Regensburg begann, wurde schließlich als erwiesen angesehen, dass Herr Mollath seine damalige Ehefrau schwer misshandelt hatte. Allerdings wurde ihm eine Entschädigung für seine Jahre in der Forensischen Psychiatrie zugesprochen, aber deswegen, weil bei seiner ersten Verurteilung nicht mit der gebotenen und geforderten Sicherheit eine psychische Störung hatte diagnostiziert werden können.

Dass aber der Chefarzt jener Klinik, in der Gustl Mollath untergebracht worden war, unter Polizeischutz gestellt werden musste, zeigt deutlich, dass wir als Gesellschaft gefährdet sind, als »Wutbürger« jedweder Couleur und jedweder politischen Verortung die Prinzipien des demokratischen Rechtsstaats und des zivilisierten Umganges miteinander zu verlassen. Die Suche der Öffentlichkeit nach einem Schuldigen hat heutzutage fast pathologische Züge angenommen. Die Realität wird dabei oftmals ausgeblendet, denn in einem Rechtsstaat entscheidet kein Psychiater über einen Freiheitsentzug, sondern das Gericht. Psychiater dienen dem Gericht mit ihrer Sachkunde, sodass das Gericht sich ein eigenständiges, fachlich begründetes Urteil bilden kann.

Diejenigen, die zu Gewalt aufrufen und unbequeme Personen attackieren wollen, verteidigen ihre antisoziale Grundhaltung oft mit dem Argument, es werde viel zu »lasch«, viel zu nachsichtig mit Fehlern in der Gesellschaft beziehungsweise mit Menschen, die (in ihren

Augen) Fehler machen, umgegangen. Man dürfe sich »nicht alles bieten lassen« und müsse »sich wehren«. Gern wird dieses »sich wehren« auch auf Sachverhalte übertragen, die man selbst überhaupt nicht überblickt. Dahinter stehen dann keine Sachkenntnisse, sondern Vorurteile. Jeder, der zur Besonnenheit aufruft oder gar anzweifelt, dass die Sachverhalte überhaupt richtig dargestellt sind, wird beschuldigt, auf der Seite des »Feindes« zu stehen. Die deutsche Geschichte hat im letzten Jahrhundert zur Genüge gezeigt, was passieren kann, wenn öffentlicher Widerstand nicht stark genug ist, beziehungsweise, was die Folge sein kann, wenn kein öffentlicher Widerstand mehr möglich ist, ohne sein Leben zu riskieren.

Ohne Zweifel wurden im Fall der Unterbringung des Herrn Mollath einige ernste Probleme der Forensischen Psychiatrie deutlich. Sie liegen aber jenseits des medial vermittelten Eindruckes, man habe einen anständigen Bürger mittels Psychiatrisierung und Zwangsmaßnahmen mundtot machen wollen.

Das Buch des ehemaligen Verteidigers von Gustl Mollath, Gerhard Strate von Gustl Mollath lohnt sich dennoch zu lesen, weil Strate Unzulänglichkeiten der Forensischen Psychiatrie benennt, die man gerade auch als letztverantwortlicher forensischer Psychiater wirklich ernst nehmen sollte. Insbesondere die Unterbringungsbedingungen, der Mangel an Einzelzimmern und an Privatsphäre sind sicherlich kritik- und verbesserungswürdig. Auch die zum Teil durchaus oberlehrerhaft und anmaßend daherkommende klinische Dokumentation gehört durchaus auf den Prüfstand: In der Forensik wird das gesamte Verhalten des Patienten vom behandelnden Team dokumentiert und bewertet. Nun ist die Psychiatrie eigentlich ein Fach, das einen großen Horizont für die Unterschiedlichkeit von Menschen haben sollte, aber sie birgt auch die Gefahr, dass man mit einer – gar nicht mal böswillig gemeinten – Hochmütigkeit nur die eigenen Gepflogenheiten als Maßstab der Normalität ansieht. Als Psychiater und insbesondere als forensischer Psychiater muss man immer wieder kritisch hinterfragen, ob besondere Eigentümlichkeiten einer Person nicht schlichtweg Ausdruck der Individualität sind und keine behandlungsbedürftigen Symptome.

Immer wieder gibt es auch Stimmen, die darauf beharren, psychische Erkrankungen gebe es eigentlich nicht, sie seien nur eine Erfindung der normierungswütigen Psychiatrie. Die zur Behandlung schwerer psychischer Erkrankungen eingesetzten Medikamente dienten nur zur »Ruhigstellung« und würden letztlich das Ziel verfolgen, die Individualität von Menschen zugunsten von Normierung und Verfügbarkeit für ein »kapitalistisches System« zu brechen. Das ist absurd. Wer einmal mit hochakut psychisch kranken Menschen zu tun hatte, wird erfahren haben, wie schwerwiegend sich ein Mensch durch eine solche Erkrankung verändern kann und wie viel innere Not, Angst und Leid damit verbunden sind. Kein Mensch käme auf die Idee, einem Internisten vorzuwerfen, einem Patienten mit Herzschwäche Digitalis zu verschreiben, damit dieser ausschließlich dem »kapitalistischen Arbeitsmarkt« wieder zugeführt werden könnte. Niemand würde einem Chirurgen mit derselben Begründung vorwerfen, einem Patienten die Gallenblase oder den Blinddarm zu entfernen. In der Psychiatrie jedoch verfangen solche Argumente offenbar. Vielleicht weil die Psychiatrie die Disziplin ist, die – wie keine andere in der Medizin – den sensibelsten Teil des Menschseins berührt, nämlich die Fragen, wer wir als Person sind und wie wir mit unseren Gedanken, Gefühlen, Wünschen, Hoffnungen, Erlebensweisen und Handlungen in der Welt und im eigenen Leben stehen.

Immer wieder beschweren sich auch Personen, die von Psychiatern untersucht wurden, dass der sie ja gar nicht »richtig untersucht«, sondern »nur« mit ihnen »geredet« habe. In der Psychiatrie gibt es aber nun einmal Störungsbilder, die man nicht durch Röntgen oder Laborwerte diagnostizieren kann. Eine Persönlichkeitsstörung diagnostiziert man nur durch das Gespräch und durch die sehr ausführliche Erhebung der Biografie. Im Kernspintomogramm oder im Blutbild lässt sich nichts davon erkennen. Und es ist – wie auch in der »normalen« Medizin – auch so, dass Fachleute oftmals anhand einiger weniger Symptomen, die dem Laien nicht einmal auffallen, eine sehr begründete Verdachtsdiagnose stellen kann. Wenn jemand zum Beispiel kleine sternförmige Gefäßerweiterungen der Haut hat, sogenannte *spider naevi*, und seine Zunge glatt und lackartig aussieht, dann spricht ziemlich viel dafür, dass er eine Leberzirrhose hat.

Im Zusammenhang mit diesem stark skandalisierten Fall wurde auch kritisiert, dass Ärzte überhaupt auf Zuruf »Diagnosen« gestellt hätten. Ein Arzt kann und darf nicht auf Zuruf eine Diagnose stellen. Das zu tun ist völlig fahrlässig und falsch. Es ist aber im Alltag doch nicht unüblich, dass Sie einen Arzt oder eine Krankenschwester fragen: Ich habe diese oder jene Beschwerde, was kann das denn wohl sein? Wenn mich jemand um eine ganz allgemeine Information bittet und mir zum Beispiel schildert, dass die eigene Ehefrau früher eine aktive, tatkräftige Frohnatur war und sie jetzt seit zwei Monaten zunehmend zurückgezogen lebt, lustlos und interessenlos ist, sich über nichts mehr zu freuen vermag und innerlich sehr unruhig ist und kaum Schlaf findet, dann lautet meine Antwort sicherlich nach einigen weiteren Nachfragen, dass die Ehefrau womöglich an einer depressiven Episode leidet und dass man ihr dringend einen Termin beim Facharzt für Psychiatrie empfehlen sollte. Und wenn mir Eltern schildern, dass ihr Sohn sein ganzes Zimmer mit Alufolie austapeziert und die Fenster vernagelt hat, nicht mehr rauskommt, im Zimmer randaliert und herumschreit und behauptet, er sei ein Ninja-Kämpfer, dann ist es kein Sakrileg, die Eltern darauf hinzuweisen, dass ihre Schilderungen – wenn diese so zutreffen – wohl auf ein psychotisches Geschehen hindeuten, das man weiter abklären muss.

Die Empörung und Aufregung, die der Fall Mollath hervorgerufen hat, hat auch positive Aspekte. Der sicherlich größte, inhaltlich zu begrüßende Erfolg ist die Novellierung des Maßregelvollzugsgesetzes, das seit dem 1. August 2016 in Kraft getreten ist. Eine Unterbringung in einem psychiatrischen Krankenhaus ist nur noch zulässig, wenn von dem psychisch kranken Straftäter eine Gefahr »erheblicher rechtswidriger Taten« ausgeht. Delikte wie Beleidigung oder Ladendiebstahl reichen rein juristisch nicht mehr aus. Erhebliche rechtswidrige Taten sind solche, durch die ein Opfer seelisch oder körperlich erheblich geschädigt werden kann oder durch die ein schwerer wirtschaftlicher Schaden entsteht. Ein solcher Schaden wird ab 5.000 Euro als schwer bewertet. Sind keine erheblichen rechtswidrigen Taten zu erwarten, muss die Unterbringung zur Bewährung ausgesetzt werden. Wenn die Dauer der Unterbringung zum Schweregrad des Deliktes nicht mehr im Verhältnis steht, muss die Unterbringung beendet werden. Für eine Fortdauer der Unterbringung über sechs Jahre hinaus muss nunmehr weiterhin das Risiko beschrieben werden, dass erhebliche rechtswidrige Taten bei der Entlassung drohen. Über zehn Jahre hinaus darf die Unterbringung nur noch dann vollstreckt werden, wenn schwere seelische oder körperliche Schäden der Opfer drohen. Unter diese Delikte fallen auch schwere Gewalt- und Sexualstraftaten, nicht aber einfache Körperverletzungsdelikte oder wirtschaftliche Schäden.

Sie sehen, in der aktuellen Gesetzgebung gibt es eine Trendwende im Vergleich zu 1998.

All diese Zumessungen von Schweregraden und Erheblichkeit sind allerdings juristische Entscheidungen. Psychiater haben dabei keine Entscheidungsbefugnis. Sie müssen begründet darlegen, wie das Risikoprofil des Straftäters zusammengesetzt ist. Insofern haben sie eine informierende Aufgabe, die Entscheidungsfällung liegt allein beim Gericht.

Forensische Kliniken sind heute hoch spezialisierte psychiatrische Fachkrankenhäuser. Sie sind keine Justizvollzugsanstalten, obwohl die meisten von ihnen baulich so gesichert sind wie Gefängnisse. Der in den Medien gern benutzte Begriff vom »Psycho-Knast« ist umgangssprachlich zwar natürlich eingängig, aber falsch. Die Forensik ist Teil des Gesundheitssystems und nicht Teil des Strafvollzugs. Die Insassen sind keine Gefangenen, sondern durch das rechtskräftige Urteil werden sie zu Patienten.

Warum gibt es diese Unterscheidung bei der Unterbringung von Straftätern überhaupt? Schon Aristoteles differenziert zwischen voll schuldfähigen Straftätern und jenen, die ihre Taten infolge eines Wahnes oder einer anderen geistigen Verwirrung begangen haben. Sie konnte man nicht wirklich bestrafen. In den meisten europäischen Ländern gibt es heute ein sogenanntes zweispuriges Strafrecht, das auf den Schweizer Strafrechtler Carl Stooß zurückgeht. Eine Freiheitsstrafe richtet sich nach der Tatschuld. Eine Maßregel der Besserung und Sicherung, wie die Unterbringung in der Forensischen Psychiatrie genannt wird, ist nicht nur abhängig von der Tatschuld, sondern dient auch dem Schutz der Bevölkerung vor weiteren erheblichen Straftaten. Daher ist die Dauer der Unterbringung in einer Forensischen Klinik losgelöst von einer Freiheitsstrafe und kann diese im Einzelfall erheblich überschreiten.

Zu den – nicht psychiatrischen – Maßregeln gehört auch noch die Sicherungsverwahrung gemäß § 66 StGB. Sie wird im Anschluss an eine voll verbüßte Freiheitsstrafe vollzogen, ist aber Bestandteil des Justizvollzugs und betrifft Menschen, die nicht als schwerwiegend psychisch krank gelten. Die Sicherungsverwahrung geht zurück auf das von den Nationalsozialisten 1933 eingeführte Gewohnheitsverbrechergesetz. Nicht wenige der heute in der Sicherungsverwahrung untergebrachten Gewaltstraftäter, mit denen ich im Rahmen meiner Gutachtertätigkeit gesprochen habe, sehen sich als »Opfer« einer Gesetzgebung der Nazis, auch wenn die Sicherungsverwahrung unter sehr engen Auslegungen längst Teil des geltenden Strafrechtes geworden ist und zuletzt, angestoßen durch die Entscheidung des Bundesverfassungsgerichtes vom 4. Mai 2011 (2 BvR

2333/08), umfassend vom Gesetzgeber reformiert wurde. In der Sicherungsverwahrung sind Menschen untergebracht wie beispielsweise der eingangs in diesem Kapitel erwähnte Frank Schmökel, also Menschen, denen aus ihrer Persönlichkeit und ihrem kriminellen Werdegang heraus ein Hang zu gefährlichen Straftaten zu attestieren ist.

Häufig werde ich gefragt, ob Psychiater nicht Menschen seien, die grundsätzlich darauf aus sind, einem anderen einen seelischen Defekt anzudichten. Bekomme nicht jeder, der mit einem Psychiater spricht, eine entsprechende Diagnose? Sind psychiatrische Gutachter deswegen für den Rechtsstaat und für die Einzelperson nicht sogar gefährlich? Sollte man also besser nicht mit ihnen reden? Verblüffenderweise raten einige psychiatrische Gutachter tatsächlich selbst dazu, das Gespräch zu verweigern – wie es Gustl Mollath getan hat. Was aber wäre mit diesem passiert, wenn er mit seinen Gutachtern gesprochen hätte?

Es ist natürlich nicht so, dass jeder, der mit einem Psychiater spricht, eine psychiatrische Diagnose bekommt. Die meisten Menschen sind gesund. Wenn sich Menschen routinemäßig bei ihrem Hausarzt durchchecken lassen, erhalten sie ja auch keine Diagnose, wenn es keine Beschwerden und keine auffälligen Untersuchungsbefunde gibt. Noch anders verhält es sich im privaten Umfeld. Wenn Sie sich privat mit einem Arzt treffen, wird der auch nicht gleich darum bitten, ob er Ihre Leber abtasten oder den Blutdruck messen darf. Es ist eher das Gegenteil der Fall. Schon als Medizinstudent in den unteren Semestern macht man die Erfahrung, dass man als angehender Arzt sogleich über alle möglichen Beschwerden und Krankheiten anderer Leute in Kenntnis gesetzt wird, obwohl man eigentlich nur einen geselligen Abend verbringen wollte.

Psychiatrische Gutachter werden häufiger als heimliche Richter bezeichnet. Das Funktionsverhältnis zwischen Gutachtern und Richtern ist komplex, weil ja der Sachverständige auf seinem Fachgebiet dazu da ist, sehr konkret vorgegebene Fragen zu beantworten, die für den Richter bei der juristischen Bewertung von Bedeutung sind. Das verlangt vor allem einen intensiven professionellen Austausch zwischen Psychiatrie und Justiz, da beide Fachdisziplinen gänzlich unterschiedliche Terminologien benutzen und man jeweils die Sprach- und Gedankenwelt der anderen Seite kennen muss. Der Sachverständige hat aber nicht Recht zu sprechen und hat sich einer juristischen Beurteilung gänzlich zu enthalten. Vor allem muss er seine Darlegungen entlang der wissenschaftlichen Literatur begründen und transparent machen, worauf er seine Ergebnisse stützt. Ein Gutachten kritisch zu hinterfragen, verlangt allerdings auch beträchtliche Kenntnisse seitens der Juristen, sodass sich sowohl Juristen als auch Psychiater hinsichtlich der Sachverständigentätigkeit immer wieder intensiv schulen sollten. Dass das Ergebnis von Sachverständigengutachten grundsätzlich natürlich einen Einfluss haben kann, ist eher selbsterklärend, denn sonst wären jegliche Sachverständigengutachten völlig unnötig. Allerdings steht gerade bei strafrechtlichen Verfahren hinter dem Gutachtenauftrag immer das Interesse der Justiz, sich ein möglichst gutes Bild von dem Menschen und seiner Entwicklungsgeschichte machen zu wollen. Es geht ganz überwiegend schon um die Fragen, wer und wie dieser Mensch ist, was ihn bewegt, was ihn zu welchem Handeln antreibt und wie er zu dem Menschen geworden ist, der sich nun strafrechtlich zu verantworten hat. Gutachtenaufträge sind nicht böswillig gemeint.

Ob man mit einem Sachverständigen sprechen sollte oder nicht, hängt natürlich von sehr vielen Faktoren und Überlegungen ab, und ich kann gut verstehen, dass man sich als erwachsener Mensch ungern ungebeten von einem Dritten befragen und beschreiben lassen will. Und natürlich spielt gerade in Strafverfahren auch die individuelle Verteidigungsstrategie eine Rolle. Da gibt es nicht selten vom Verteidiger die klare Empfehlung, nichts zu sagen – aus rein strategischen Gründen. Für die Gutachtenqualität als solche ist das immer bedauerlich. Sie können auch keinen Maßanzug für jemanden nähen, bei dem Sie nicht Maß nehmen können. Da hilft es auch nichts, wenn man Ihnen von der Person ein Foto mit Körpergröße und Gewicht schickt.

Im konkreten Fall des Herrn Mollath hätte man damals, wenn eine Begutachtung wirklich möglich gewesen wäre, genauer hinschauen können. Vor allem aber wäre es fraglich gewesen, ob Herr Mollath überhaupt so lange in der Klinik hätte bleiben müssen.

Im Regelfall ist ein Mensch, der das Alter der Strafmündigkeit erreicht hat, für eine Straftat verantwortlich und damit voll schuldfähig. Das Alter der Strafmündigkeit unterscheidet sich von Land zu Land: In Deutschland und Österreich liegt es bei 14 Jahren, in der Schweiz und in Großbritannien bei zehn Jahren, in den USA sind die Regelungen je nach Bundesstaat unterschiedlich (zwischen sechs und zwölf Jahren).

In Deutschland gibt es rund 68 000 Strafgefangene und rund 10 000 Patienten in der Forensischen Psychiatrie. Das Verhältnis von schuldfähigen Tätern zu psychisch erheblich gestörten, vermindert schuldfähigen Tätern beträgt also rund sieben zu eins.

Forensisch-psychiatrische Kliniken haben die Aufgabe, die Patienten so zu behandeln und ihre psychische Störung oder psychische Erkrankung so zu bessern, dass diese straffrei in die Gesellschaft zurückkehren können. Was den Resozialisierungsanspruch angeht, gibt es also durchaus eine Parallele zum Auftrag des Strafvollzugs, denn auch der Strafvollzug soll den Gefangenen ja befähigen, zukünftig ein Leben in Freiheit ohne Straffälligkeit zu führen. Die Forensik behandelt also gewissermaßen die psychischen Grundlagen von Gefährlichkeit.

Da aber der Anteil von Menschen mit Persönlichkeitsstörungen auch in den Gefängnissen sehr hoch ist

(70 bis 80 Prozent), werden auch dort zunehmend spezifische Therapieverfahren angeboten. Dennoch gibt es einen ganz wesentlichen Unterschied zwischen dem Leben in der Forensik und im Gefängnis: Es gibt in Forensischen Kliniken mit Abstand weniger Gewalt und subkulturelle Strukturen unter den Patienten. Parallelgesellschaften mit starken Hierarchien existieren kaum – und wenn dann nicht sehr lange –, weil das gesamte Klinikmilieu darauf ausgerichtet ist, derlei zu unterbinden. Das Kriminologische Forschungsinstitut Niedersachsen kam in einer Studie zur Gewalt unter Gefangenen 2012 zu dem Ergebnis, dass Gewalt in Gefängnissen ein ernst zu nehmendes Problem darstellt. Mehr als die Hälfte der 6384 befragten Insassen berichtete, dass sie mindestens einmal angelogen wurde oder Opfer von verbalen Angriffen geworden ist. Rund ein Viertel der jugendlichen Straftäter hatte im Gefängnis Drogen konsumiert beziehungsweise mit Drogen gehandelt. Mehr als die Hälfte der befragten männlichen Insassen gab an, innerhalb des zurückliegenden Monats Mitgefangene beleidigt oder mit Müll beworfen zu haben. Mehr als 17 Prozent berichteten von körperlichen Auseinandersetzungen. Bei Jugendlichen lag diese Quote bei 42 Prozent.

In Forensischen Kliniken gibt es diese Probleme nicht in diesem Ausmaß. Zwar ist es auch dort grundsätzlich möglich, Drogen einzuschmuggeln, aber insgesamt gibt es durch die personalintensive Betreuung sehr viel mehr soziale Kontrolle, und das therapeutische Milieu wirkt der Bildung subkultureller Strukturen mehr entgegen. Körperliche Gewalt unter den Patienten wird nicht geduldet.

Immer wieder führen wir Besuchergruppen aus Politik, Justiz und Presse durch die Klinik, und wie die Besucherinnen und Besucher dies erleben, ähnelt sich stets: Sie sind beklommen durch die Konfrontation mit den baulichen Sicherheitsstandards, den ständig und überall verschlossenen Türen; sie stellen fest, dass hier Sicherheit großgeschrieben wird. Komfort und Luxus sehen anders aus. Der Lebensraum ist beengt, und es wird schnell klar: Um hier über Jahre friedlich zusammenleben zu können, muss man eigentlich ziemlich verträglich und stabil sein.

Besucher erfahren noch etwas: In den Kliniken leben keine »Monster« oder »Bestien«, sondern Menschen, die aussehen wie Sie und ich, oder Menschen, die erkennbar sehr schwer von ihrer psychischen Erkrankung, zumeist einer Psychose, gezeichnet sind und für Strafe nicht zugänglich wären.

Der mit dem Grimme-Preis 2014 ausgezeichnete Dokumentarfilm *Restrisiko* von Katrin Bühlig erzählt von Patienten, deren Lebensraum über viele Jahre die Forensische Psychiatrie in Lippstadt-Eickelborn ist. Das Kamerateam hat über mehrere Wochen drei Patienten, die wegen Sexualdelikten beziehungsweise sexuell motivierten Tötungsdelikten sehr langfristig in der Forensischen Psychiatrie untergebracht sind, in ihrem Alltag in der Klinik begleitet, mit ihnen über ihre Einstellungen zu Tat, Therapie, sich und der Gesellschaft gesprochen und in einem Fall auch die Angehörigen interviewt. Der Film zeigt realistisch und ungestellt, wie der Alltag der Menschen in einer hoch gesicherten Klinik abläuft, und überlässt dem Zuschauer stets selbst, sich ein eigenes Urteil zu bilden.

Forensische Psychiater haben in erster Linie mit Menschen zu tun, die aufgrund von psychischen Erkrankungen schwere Gewalttaten begangen haben. Deshalb spielen viele andere psychische Störungen, die in Kliniken der Allgemeinen Psychiatrie oder in Kliniken für Psychosomatik behandelt werden, so gut wie gar keine Rolle. In Forensischen Kliniken finden sich beispielsweise fast gar keine Patienten mit Angststörungen oder Zwangserkrankungen. Essstörungen spielen für die Begehung von Straftaten ebenfalls kaum ein Rolle.

Ebenso deutlich unterrepräsentiert sind Menschen mit Depressionen, weil eine depressive Störung das Risiko für Straftaten unter den Durchschnitt senkt. Eine extrem tragische Ausnahme sind schwer depressive Patienten – oder besser gesagt: eher Patientinnen mit einem sogenannten nihilistischen Wahn. Sie sind unumstößlich davon überzeugt, dass die Welt untergeht und dass sie ihre Kinder, die sie sehr lieben, vor diesem Weltuntergang und dem Schrecken bewahren müssen. Aus diesem Grund wollen sie sich und die Kinder umbringen. Oftmals endet das Familiendrama damit, dass die Kinder tot sind, aber die depressive Mutter ihren Suizidversuch überlebt und sich später im Verlauf der Behandlung mit der von ihr begangenen Tat auseinandersetzen muss. Nicht selten sind solche Frauen schwer selbstmordgefährdet, wenn sie ihren wahnhaften Irrtum erkennen.

Auch ältere Menschen mit Demenz finden sich bislang eher selten, obwohl die Gesamtzahl dieser Krankheitsfälle steigt, nicht zuletzt, weil wir immer älter werden. Es gibt allerdings Einzelfälle von Menschen, die im hohen Lebensalter erstmalig schwerwiegend gewalttätig werden. Ich erinnere mich an einen sehr dementen Mann Anfang 70, der sich mit einem anderen dementen Patienten in einem Altenpflegeheim ein Doppelzimmer teilte und eines Nachts seinen laut schnarchenden Mitbewohner mit einer Wasserflasche erschlug. Die Demenz des Straftäters war so ausgeprägt, dass er sich kaum noch geordnet artikulieren und zur eigenen Person und seiner Biografie keine sinnvollen Angaben mehr machen konnte. Wie schrecklich muss das für die Familie des Täters und für die des Opfers sein? Man gibt einen Angehörigen in ein Pflegeheim, und er wird dort von jemandem, der völlig orientierungslos ist, getötet. Oder man muss sich damit auseinandersetzen, dass man durch die Demenz nicht nur einen lieben Verwandten mit seiner Persönlichkeit verliert, sondern dass dieser – erstmals in seinem Leben – eine schwere Straftat begeht.

In einem anderen Fall hatte sich bei einem Mann im höheren Lebensalter eine Wahnerkrankung ausgebildet: Er hatte sich in eine Familienfehde verstrickt und versuchte, das eigene Haus in die Luft zu sprengen. Ein weiterer Mann verlor im Rahmen einer demenziellen Entwicklung jegliche sexuelle Hemmung und belästigte die eigenen Enkelkinder, wenngleich er niemals zuvor wegen sexueller Missbrauchshandlungen aufgefallen war.

Mittlerweile machen Patienten mit einer Erkrankung aus dem schizophrenen Formenkreis gut die Hälfte der Insassen Forensischer Kliniken aus. Nur rund 10 bis 15 Prozent der Patienten leiden an einer ausgeprägten Intelligenzminderung oder einer erheblichen Verzögerung ihrer Persönlichkeitsentwicklung. Sie sind in der Regel wegen Brandstiftungsdelikten oder wegen sexueller Handlungen mit Kindern untergebracht.

Die übrigen Patienten leiden an schwerwiegend ausgeprägten Persönlichkeitsstörungen oder an sexuellen Präferenzstörungen, wobei die Pädophilie sicherlich die in der Gesellschaft bekannteste Form einer strafrechtlich relevanten sexuellen Abweichung darstellt. Die Vorstellung, in einer Forensik seien nur »Kinderschänder« untergebracht, ist also völlig falsch. Diese Tätergruppe macht nur rund 20 Prozent aus.

Menschen mit sexuellen Präferenzstörungen werden zudem im Vorfeld bislang kaum in der »normalen Psychiatrie« vorstellig, sondern müssen bislang oft weite Wege zu den wenigen sexualmedizinischen Instituten und Ambulanzen in Kauf nehmen. Um welche Störungen es sich hierbei handelt, habe ich im Kapitel über sexuelle Gewalt geschildert.

Auch Menschen mit ausgeprägter dissozialer Persönlichkeitsstörung finden sich so gut wie nie in »normalen« Psychiatrien, weil sie dort mit ihrem speziellen Verhalten nur schwer zu integrieren sind. Sie halten sich nicht an Regeln und Absprachen, begehen in der Klinik Diebstähle oder Gewaltdelikte, stiften andere Patienten an, sich nicht mehr behandeln zu lassen und keinesfalls dem Arzt oder dem Pflegepersonal zu trauen, sodass man sie üblicherweise bald bittet, die Klinik wieder zu verlassen.

Die Forensische Psychiatrie hat sich hinsichtlich spezifischer kriminaltherapeutischer Behandlungsverfahren und hinsichtlich der profunden Risikoeinschätzung und des Risikomanagements im Grunde erst in den zurückliegenden 20 Jahren zu dem Fach entwickelt, das es heute ist. Es hat nicht nur einen großen fachlichen Fortschritt gegeben, sondern ebenso ist das Bewusstsein für den Sicherungsauftrag deutlich gewachsen; die Therapieverfahren zur Behandlung von Kriminalität begünstigenden Faktoren wie auch die strukturiertere professionelle Risikoanalyse sind erheblich besser geworden. Die Forensik ist insgesamt viel sicherer geworden, und auch nach innen gibt es in Forensischen Kliniken insgesamt weniger Übergriffe auf Personal als in allgemein-psychiatrischen Kliniken mit ihrer Verpflichtung zur Notaufnahme.

Die Unterbringungsbedingungen hingegen sind in vielen Forensischen Kliniken nach wie vor beengt und in Anbetracht der langen Verweildauer über Jahre auch belastend. Die Patienten leben über Jahre hinweg in einem Zwei- oder Dreibettzimmer mit Bad und WC auf dem Gang. Dieses teilen sie sich mit zehn oder zwölf anderen Patienten, alle mit erheblichen Verhaltensauffälligkeiten und oftmals mit erheblichen Defiziten, was das allgemeine Sozialverhalten angeht. Der drangvollen Enge einer Zwangsgemeinschaft mit anderen Menschen, die jeweils ihre Verhaltensauffälligkeiten und Probleme haben, kann niemand entgehen. Der Besitz ist beschränkt auf das, was in einen Kleiderschrank von vielleicht einem Meter Breite passt, dazu ein kleines Regal, das maximal 50 CDs, ein paar Bücher, eine kleine Stereoanlage und ein paar Dekoartikel fasst. Der Rest muss in einigen wenigen Umzugskartons verstaut werden. Alles Weitere bewahrt entweder die Familie auf, oder es muss kostenpflichtig extern einlagert werden. Sie werden an der Aufzählung erkennen, dass für Menschen, die sehr lange aus ganz unterschiedlichen Gründen in sozialer Randständigkeit gelebt haben oder die zuvor bereits länger im Gefängnis waren, die Einschränkungen nicht so groß sind. Für Menschen, die aber aus einem durchschnittlichen, normalen Leben herausgerissen werden, ist eine solche Reduktion durchaus gravierend.

In der Strafhaft ist seit Langem der Einzelhaftraum mit WC Standard. Es ist mehr als deutlich: Notwendig ist kein Luxus, sondern eine menschenwürdige Unterbringung, zumal die Kliniken für die untergebrachten Patienten ja über Jahre hinweg Lebensräume sind. Man kann Menschen nur dazu bringen, andere zu achten, wenn man ihnen selbst Achtung entgegenbringt. Alles andere ist unglaubwürdig.

Die Forensische Psychiatrie schafft Sicherheit und einen effektiven Schutz vor Rückfallstraftaten. Damit macht die Forensische Psychiatrie die Gesellschaft sicherer und ist keinesfalls ein Schandfleck rechtsstaatlicher Willkür, sondern ein durch Aufsichtsbehörden und Justiz sowie zahlreiche Besuchskommissionen sehr intensiv rechtsstaatlich überwachter Therapiebereich. Das ist auch wichtig, aber in der Öffentlichkeit kaum bekannt.

Eine staatliche Besuchskommission kommt mindestens einmal jährlich unangekündigt zur Klinikbegehung, prüft Akten und spricht mit von ihr ausgewählten Patienten auf von ihr ausgewählten Stationen ohne die Anwesenheit der Behandler. Ferner prüft die Nationale Stelle zur Verhütung von Folter ad hoc die Kliniken, lässt sich alle Räumlichkeiten zeigen, erhält mit Zustimmung der Patienten Zugang zu allen Akten, und vor allem sprechen auch ihre Vertreter mit von ihnen ausgewählten Patienten. Die Berichte werden den Gesundheitsministerien und den Trägern der Krankenhäuser vorgelegt.

Externe Gutachter sind dazu da, den Behandlungsverlauf in einer Klinik kritisch zu begutachten. Sie sind fachliche Hinweisgeber, Kontrolleure, Zeugnisaussteller. Sie stellen nicht nur dem Probanden ein Gutachten aus, sondern automatisch auch der Klinik. Deshalb ist es auch ausdrücklich zu begrüßen, dass in der Novellierung des Maßregelvollzugsgesetzes auch festgelegt wurde, dass nicht die Kliniken Gutachter aussuchen, sondern die Richter der Strafvollstreckungskammern.

Zu den Vorurteilen über Forensische Psychiatrien zählt die Vorstellungen, das Personal würde bewaffnet sein und über eine Ausbildung in Nahkampftechniken verfügen. Das ist nicht der Fall: Weder tragen wir Waffen, noch sind wir im Nahkampf geübt. Ganz im Gegenteil: Deeskalation im Vorfeld ist die Devise.

Schwerwiegende singuläre Ereignisse, die von den Medien aufgebauscht werden, bilden weder das reale Gefahrenmoment noch das Leistungsprofil der Forensik insgesamt ab, denn 90 bis 95 Prozent der aus der Forensik entlassenen Patienten treten nicht mehr mit Gewaltstraftaten in Erscheinung.

Auch von häufigen Ausbrüchen aus den Forensiken kann nicht die Rede sein – obwohl sich eine solche Vorstellung hartnäckig hält. Bundesweit liegen bei den großen Kliniken mit 300 bis 400 Betten die sogenannten Entweichungszahlen bei drei bis sechs Personen im Jahr. Dies sind vor allem Patienten, die bereits außerhalb der Klinik in Langzeitwohnheimen leben und schlichtweg nicht pünktlich auf die Station beziehungsweise in ihre Wohngruppe zurückkehren. Diese Zahlen haben außerdem überhaupt nichts mit möglichen Gewalttaten zu tun. Eine Entweichung bedeutet zunächst einmal einen disziplinarischen Verstoß, eine Unzuverlässigkeit und eben keine Gewalttätigkeit. Neue Straftaten im Rahmen von Entweichungen bleiben bundesweit jedes Jahr rare Einzelfälle, falls es überhaupt pro Jahr zu einem Fall kommt. Eher ist es so, dass Patienten einen begleiteten oder unbegleiteten Ausgang einfach dazu nutzen, für ein paar Stunden oder Tage »Freiheit« zu tanken. Nicht selten werden in dieser Zeit auch Alkohol oder Drogen konsumiert. Oft aber sind es wirklich banale Gründe: Man verspätet sich, weil man einen Bus verpasst oder die Freundin getroffen hat und dann auf eigene Faust entschieden hat, jetzt doch noch ins Kino zu gehen, obwohl man längst ins Krankenhaus hätte zurückkehren müssen.

Bei Menschen, bei denen eine hohe Rückfallgefahr für schwerste Straftaten besteht, wird sehr, sehr genau geprüft, ob begleitete Ausgänge überhaupt zu verantworten sind.

Neben der zeitlich zunächst nicht befristeten Unterbringung in einer Forensischen Psychiatrie aufgrund einer schweren Straftat (gemäß § 63 StGB) gibt es noch die zeitlich begrenzte Unterbringung in einer Entziehungsanstalt (auf Grundlage des § 64 StGB) für Menschen, die infolge eines schädlichen Konsums von Alkohol oder Drogen oder einer Suchterkrankung straffällig geworden sind und bei denen anzunehmen ist, dass sie vor erneuter Straffälligkeit bewahrt werden können, wenn sie ihre Sucht behandeln lassen. Die Nachfrage nach diesen Behandlungsplätzen steigt seit einiger Zeit enorm, nicht zuletzt weil Alkohol- und Drogenkonsum bei vielen Gewaltstraftaten eine Rolle spielt. Die Aufenthaltsdauer in einer Entziehungsanstalt ist von vornherein auf zwei Jahre befristet und kann allenfalls auf bis zu zwei Drittel der zusätzlich verhängten Haftstrafe verlängert werden.

Ein Behandlungsplatz in der Forensischen Psychiatrie ist ungefähr dreimal so teuer wie ein Haftplatz im Justizvollzug. Da stellt sich die Frage, ob dieser Aufwand tatsächlich gerechtfertigt ist. Sollte man das Geld, also die Steuermittel, die wir alle als Steuerzahler aufbringen, nicht vielleicht besser anders einsetzen?

Machen wir uns klar: Jedes Jahr erkranken 17,8 Millionen Menschen in Deutschland an einer psychischen Störung. Krankheiten sind menschliches Schicksal, und psychische Erkrankungen oder Störungen gehören dazu. Man sucht sie sich nicht aus, sie sind Bestandteil des individuellen menschlichen Schicksals und eine individuelle Belastung und Bürde. Nur selten werden Erkrankungen wie Schizophrenie innerhalb einer Familie »vererbt«. Bei 80 Prozent der Betroffenen sind die Angehörigen gesund. Die Patienten stellen innerhalb ihrer Familie eine Ersterkrankung dar.

Eine psychische Erkrankung lässt sich weder vorhersagen noch kategorisch ausschließen. Kein Elternteil kann je behaupten: Mein Kind wird niemals psychisch krank. Für eine Schizophrenie, eine Depression, eine Manie oder eine schwere Borderline-Persönlichkeitsstörung oder Impulskontrollstörung kann man nichts. Man kann auch nichts für eine sexuelle Präferenzstörung. Aber – und das ist wichtig – man hat sehr wohl die Verantwortung, mit einer psychischen Störung so umzugehen, dass Dritte dadurch nicht geschädigt werden. Darum geht es. Es geht nicht um ein »Der kann nichts dafür«, sondern es geht darum, bei einer Störung die Verantwortung für das eigene Leben zu übernehmen. Dabei hilft die Forensische Psychiatrie.

Kein Mensch hat sich je selbst gemacht, niemand erwächst allein aus sich selbst. Hätten wir entscheidenden Einfluss darauf, wären die meisten von uns sicherlich ein wenig anders, als sie es tatsächlich sind. Wir sind das Ergebnis unserer genetischen Anlagen, unserer frühen Erfahrungen von sicherer oder unsicherer Bindung, unserem Temperament, unseren ausgeprägten oder begrenzten praktischen und intellektuellen Fähigkeiten und Charaktereigenschaften. Psychische Gesundheit ist kein eigenes Verdienst, keine eigene Leistung, sondern ein Geschenk – und psychische Krankheit bedeutet individuelles Leid. Ich plädiere stets dafür, sich bewusst zu machen, dass »ich« unter anderen Umständen ein anderer hätte sein und werden können.

Es gibt aber auch noch weitere, ganz handfest ökonomische Gründe für eine zielgerichtete, kriminaltherapeutische Behandlung von Straftätern, und auch im Strafvollzug werden zunehmend therapeutische Angebote für Gewalttäter integriert. Insbesondere in der Sicherungsverwahrung muss den dort untergebrachten Hangtätern laut rechtlicher Vorgaben ein individuelles kriminaltherapeutisches Angebot unterbreitet werden, das geeignet ist, die individuellen, kriminalitätsrelevanten Persönlichkeitsfaktoren zu verändern. Kriminalpolitisch werden also große Hoffnungen in Therapie gesetzt. In Einzelfällen können diese aber übertrieben groß sein, denn nicht jeder bringt die gleichen Ressourcen und den gleichen Willen zur Veränderung von persönlicher Grundhaltung und Verhaltensmustern mit.

Kriminalität kommt eine Gesellschaft teuer zu stehen. Jérôme Endrass vom Amt für Justizvollzug des Kantons Zürich, Schweiz, befasst sich mit der Kosten-Nutzen-Analyse von Kriminaltherapien. Seinen Recherchen zufolge macht der volkswirtschaftliche Schaden von Kriminalität zum Beispiel in Deutschland, Frankreich und in den USA jeweils rund fünf Prozent des Bruttoinlandsproduktes aus. Schätzungen zufolge entfallen bis zu 20 Prozent aller Behandlungskosten in der Psychiatrie auf die Behandlung von psychischen Folgen von Gewaltopfern. In Deutschland kostet die Behandlung psychischer Erkrankungen insgesamt jährlich 28,7 Milliarden Euro. 20 Prozent wären immerhin mehr als 5,6 Milliarden Euro. Zu den Kosten insgesamt zählen nicht nur die reinen Behandlungskosten der Gewaltopfer, sondern auch die möglichen Sachschäden durch ein Delikt, die Kosten des Strafverfahrens und der Inhaftierung sowie die in den Behandlungskosten nicht enthaltenen Folgekosten durch gesellschaftliche Verunsicherung, sei es (zum Beispiel als Folge von Einbruchskriminalität) durch vermehrte Investition in Sicherheitstechnik, sei es (gerade in Zeiten terroristischer Bedrohung) durch erhebliche personelle Ressourcen zur Erzeugung von mehr Sicherheit oder mehr Sicherheitsgefühl im öffentlichen Raum.

Bei einem Großereignis lässt sich heute unschwer nachvollziehen, welche erheblichen Finanzmittel zur Absicherung gegen Anschläge aufgewendet werden müssen. Denken Sie allein daran, was die Aufrüstung des öffentlichen Raumes durch Kameras kostet oder das Einrichten von Lkw-Sperren in Innenstädten. Jede Veränderung der Sicherheitskontrollen an Flughäfen führt mit der Verlängerung von Warte- und Eincheckzeiten zu wirtschaftlichen Verlusten, weil Arbeitszeit nicht effektiv eingesetzt werden kann. Gäbe es ein flächendeckendes Verbot, Laptops als Bordgepäck mitzunehmen, bedeutete dies weitere ökonomische Folgen – von den Problemen mit verloren gegangenen Rechnern mit vertraulichen Firmendaten einmal gänzlich abgesehen. Kommt also bereits individuelle Gewaltkriminalität im sozialen Nahraum den Einzelnen und die Gesellschaft teuer zu stehen, so steigen die Kosten in Anbetracht politisch motivierter beziehungsweise ideologisch motivierter Gewalt durch Terroranschläge immens.

Jérôme Endrass verweist auf Schätzungen aus den USA, nach denen sich die Kosten für eine individuelle kriminelle Entwicklung auf bis zu 1,8 Millionen US-Dollar belaufen; hiervon entfallen 75 Prozent auf die Folgewirkungen der Opferschäden. Die wirtschaftlichen Kosten bei Tötungsdelikten belaufen sich auf einen höheren einstelligen bis zweistelligen Millionenbereich, bei gewalttätigen Übergriffen mit schweren Traumafolgestörungen bedeutet eine lebenslange Berufsunfähigkeit oder gar Erwerbsunfähigkeit neben dem persönlichen Leid eine erhebliche Minderung des Lebensarbeitszeiteinkommens des Betroffenen und damit erhebliche Steuerausfälle für die Solidargemeinschaft. Menschen, die schwere kriminelle Lebensverläufe ausbilden, verüben nicht nur ein Delikt, sondern eine Vielzahl von Delikten mit einer Vielzahl von mittelbar und unmittelbar geschädigten Personen.

Endrass folgert daraus, dass sich intensive Kriminaltherapie vor allem ökonomisch bei jenen Personen lohnt, die für einen Großteil der Kriminalität verantwortlich sind. US-amerikanische Schätzungen gehen davon aus, dass sich zwischen 3,2 und 5,8 Millionen US-Dollar einsparen ließen, wenn es gelänge, bei einem einzigen 14-jährigen Jugendlichen, der sich anschickt, Intensivtäter zu werden, die kriminelle Entwicklung frühzeitig zu stoppen. Schon eine Senkung von krimineller Rückfälligkeit um Prozentpunkte im einstelligen Bereich bedeutet nicht nur im Hinblick auf den menschlichen Aspekt, Opferleid zu vermeiden, einen Gewinn, sondern rechnet sich auch finanziell.

Der immer wieder im Raum stehende Vorschlag, Gewalttäter lebenslang ohne Aussicht auf die Wiedererlangung von Freiheit wegzusperren, greift zu kurz: Gewaltkriminalität findet sich in erster Linie bei jungen Männern im Alter zwischen 15 und 30 Jahren. Ist es da tatsächlich sinnvoll, von vornherein jedem jungen kriminell gewordenen Mann die Ressourcen zur Bewältigung eines straffreien Lebens per se abzusprechen? So mancher Erwachsene dürfte sich heute in reiferem Alter zurückerinnern an eine schwierige Lebensphase in der Jugendzeit, in der die eigene Biografie zu kippen drohte, hätten nicht geeignete Personen einen Zugang gefunden und eine Kehrtwende eingeläutet. Es dürfte für eine Gesellschaft ziemlich schwierig werden, jeden straffällig gewordenen jungen Mann zwischen 18 und 30 lebenslang zu inhaftieren.

Außerdem zeigt eine einzige Zahl, was es bedeuten würde, wenn man diesen Vorschlag ernst nähme. Es gibt in Deutschland vorsichtigen Schätzungen zufolge bis zu 200 000 pädophile Männer: Rund ein Prozent der erwachsenen männlichen Bevölkerung ist ansprechbar für pädosexuelle Schemata. Ich veranschauliche das oft in Vorlesungen, indem ich darauf hinweise, dass mindestens einer von den 100 anwesenden Studenten vermutlich pädophil ist. Mit dieser kleinen Provokation versuche ich, das Bewusstsein dafür zu wecken, dass solche Probleme nicht weit weg, sondern mitten unter uns anzutreffen sind. Nicht jeder Mann, der auf pädosexuelle Schemata reagiert, wird gegenüber Kindern manifest übergriffig, aber würde nur rund ein Drittel all dieser Männer verurteilt werden, so würde das allein bei dieser Tätergruppe eine Aufstockung von rund 70 000 Haftplätzen mit lebenslanger Verwahrung bedeuten.

Einer Umfrage der Technischen Universität Dresden zufolge waren 40 Prozent der Befragten der Ansicht, dass Pädophile auch dann einzusperren seien, wenn sie gar keine Straftaten begangen haben. Dieser Wunsch verträgt sich aber nicht mit Artikel 2 Absatz 2 des Grundgesetzes. Dieser Artikel räumt die Einschränkung der Freiheit der Person nur aus besonders gewichtigen Gründen ein, nämlich aufgrund der schuldhaften Begehung einer Straftat. Ohne Straftat kein Freiheitsentzug. Das ist ein Element der Rechtsstaatlichkeit.

Ich möchte nicht falsch verstanden werden. Es geht mir nicht um die Bagatellisierung von Straftaten, weder gegen öffentlichen oder privaten Besitz noch gegen Personen. Von der Legitimierung antisozialen Verhaltens bin ich weit entfernt. Ich sage nur ohne jede Ironie: Wenn wir zum Beispiel nicht pädophil sind, dann sollten wir und freuen. Wir sollten erleichtert sein, denn dann haben wir ein äußerst gravierendes Dilemma weniger in unserem Leben zu lösen. Aber wir sollten uns nicht über andere erheben, denn dass wir es nicht sind, ist nicht unser persönliches Verdienst, nicht unsere persönliche Leistung, sondern beruht auf Faktoren, die wir selbst nicht beeinflusst haben und die wir nicht einmal genau kennen.

Es geht mir um die recht nüchterne Bilanzierung, dass wir – wenn wir auf dem Boden des Rechtsstaats bleiben wollen – als Gesellschaft gar nicht anders können, als einen klaren, reifen, angemessenen Umgang mit allen Formen der Gewaltdelinquenz zu entwickeln.

Wir Menschen sind uns sehr viel ähnlicher, als wir manchmal anzunehmen bereit sind. Ich spreche regelmäßig mit Menschen, die sowohl aufgrund ihrer Biografie, ihrer Verhaltensmuster, ihrer Überzeugungen und ihres Umganges mit Ärger oder Frustration ziemlich anders erscheinen. Dennoch ist das nur ein kleiner, wenn auch für das Zusammenleben nicht unbedeutender, Teil dessen, was uns als Menschen ausmacht.

Es ist dabei kein Widerspruch, dass es auch Menschen gibt, bei denen sich trotz jahrelanger intensiver kriminaltherapeutischer Bemühungen keine wirkliche Verbesserung der Legalprognose beschreiben und begründen lässt. Das gilt für Patienten in der Forensischen Psychiatrie ebenso wie für Menschen in der Sicherungsverwahrung. Wie hoch dieser Prozentsatz genau ist, wird man schwer sagen können. Im Bereich der Forensischen Psychiatrie waren bis zur Novellierung des Maßregelvollzugsgesetzes auf jeden Fall 15 bis 20 Prozent sogenannte Langzeitpatienten. In der Untergruppe der Patienten mit sexuellen Paraphilien und mit Persönlichkeitsstörungen betraf eine ungünstige Prognose sicherlich ein Drittel der Patienten. Die Gruppe dieser Straftäter ist jenen Tätern in der Sicherungsverwahrung am ähnlichsten. Es geht aber bei den Gutachten immer um die Beurteilung des individuellen Einzelfalles.

Insofern lohnen sich der ernsthafte Einstieg in eine Kriminaltherapie, und es lohnt sich auch immer wieder die sachverständige Beschreibung der Entwicklung und die Aktualisierung des Risikoprofils. Die Sachverständigentätigkeit bleibt eine individuelle »Maßarbeit«.

Als Sachverständige kenne ich natürlich Fälle, in denen ein ausführlich begründetes, ungünstiges Prognosegutachten den Betroffenen hochgradig empört und wütend gemacht hat; und es gibt sicherlich Personen, die mir deswegen sicher alles Übel dieser Welt wünschen. Aber wenn mir ein Serienvergewaltiger gegenübersitzt, der trotz zahlreicher Urteile mit langen Haftstrafen nach all den Jahren seiner Inhaftierung und nach etlichen Behandlungsversuchen für Sexualstraftäter immer noch von sich behauptet, er sei gar kein Sexualstraftäter (und zwar auch dann, wenn von den Taten Fotos oder Videos existieren); wenn mir ein Mann gegenübersitzt, der eine Vielzahl solcher Delikte an ihm völlig unbekannten Frauen begangen hat und der in seinem Denken das Unrecht seiner Handlungen verneint und von sich weist, dann kann ich nicht davon ausgehen, dass sich sein Verhalten in Freiheit maßgeblich verändert.

Eine Steigerung dieser weitgehenden Vermeidung der Auseinandersetzung mit der eigenen biografischen Realität und Problematik ist übrigens die Argumentation, es gebe eigentlich überhaupt keine Sexualstraftaten. Das sei eine feministische Erfindung.

Man muss als Gutachter damit leben können, dass sich nicht jeder Begutachtete über das Ergebnis freut. Schöner – und glücklicherweise auch deutlich häufiger – sind jedoch die Fälle, in denen sich die befragten Personen im Gutachten tatsächlich wiederfinden, sogar dann, wenn es um kritische Aspekte geht. Mich freut das deswegen besonders, weil ein solches Gutachten für den Betreffenden so etwas wie ein »Blick in einen Spiegel« sein kann, aus dem er weitere Entwicklungsschritte für sich ableiten kann.

Immer wieder zeigt sich, dass sich Menschen zum Positiven entwickeln können, auch wenn dies seine Zeit in Anspruch nimmt. Jens M. zum Beispiel war wegen Mordes zu lebenslanger Haft verurteilt. Er saß als voll schuldfähiger Täter im Strafvollzug und absolvierte über mehrere Jahre eine Therapie in einer Sozialtherapeutischen Anstalt. Inzwischen lebt er seit Jahren in geordneten bürgerlichen Verhältnissen auf freiem Fuß und hat seine kriminelle Identität, die ihn über Jahrzehnte begleitet hatte, überwunden.

Jens M. wuchs in den 1960er-Jahren in problematischen Verhältnissen auf. Beide Eltern tranken. Der Vater verprügelte Frau und Kinder, die Mutter setzte sich gelegentlich mit einem Messer gegen ihren Ehemann zur Wehr und schlug Jens und seine drei Geschwister ebenfalls. Schon früh lief der Junge von zu Hause weg, übernachtete irgendwo in den Feldern, schwänzte die Schule, bestahl Klassenkameraden, war aufmüpfig und kam nach dem frühen Tod seines Vaters im Alter von 13 Jahren ins Heim. Dort schloss er sich etwas älteren Jugendlichen an und setzte seine Diebstahlkarriere fort, indem er nun in der Gruppe Ladendiebstähle beging. Er entwickelte zudem einen Ruf als geschickter Einbrecher. Er wurde mehrfach nach dem Jugendgerichtsgesetz verurteilt – unter anderem wegen Einbrüchen in Villen – und holte zuletzt in einer Jugendstrafanstalt den Hauptschulabschluss nach.

Wieder in Freiheit fand er rasch erneut Anschluss ans kriminelle Milieu. Mit einem vormals wegen Raubes verurteilten Mann plante er mit Anfang 20 ein »richtig großes Ding«. Mit dem Ziel, einen wohlhabenden Unternehmer auszurauben, in dessen Tresor sie eine größere sechsstellige Summe Bargeld vermuteten, begaben sich Jens M. und sein Mittäter eines Nachts bewaffnet, aber unmaskiert zum Haus des Unternehmers. Beide Männer gingen davon aus, dass das ältere Ehepaar in einem gemeinsamen Schlafzimmer nächtigte und dass sich sonst niemand im Hause befände. Der

Plan war, die Eheleute im Schlafzimmer aufzusuchen, wo einer die Frau mit einer Schusswaffe in Schach halten sollte, während der andere den Unternehmer zum Tresor führte. Der Plan ging gründlich schief.

Im Hause angekommen, stellten die beiden fest, dass der Unternehmer ein Zimmer für sich allein hatte und die Ehefrau woanders schlief. Ferner war noch der erwachsene Sohn im Haus, der im Erdgeschoss nächtigte. Als Jens M. das Schlafzimmer des Unternehmers aufsuchte und das Licht anmachte, blickte der aufgeschreckte Mann auf den ihm unbekannten Eindringling und dessen Pistolenmündung, griff aber blitzschnell nach seiner eigenen Waffe, die er stets griffbereit am Bett liegen hatte. Er gab einen Schuss ab, der Jens M. allerdings verfehlte. Daraufhin erschoss M. den Mann. Aus dem Erdgeschoss war nun Getöse zu hören. Die Ehefrau des Getöteten war durch die Eindringlinge wach geworden und ins Treppenhaus geeilt. Dort hatte sie den Mittäter erblickt und angefangen, gellend zu schreien. Der mittlerweile hinzugeeilte Sohn versuchte, den Mittäter von hinten anzugreifen, und lieferte sich mit diesem einen Kampf, in dessen Folge sich ein Schuss löste, der in der Decke der Diele einschlug. Jens M. eilte ins Erdgeschoss, kam seinem Mittäter zu Hilfe und schlug mit seiner Waffe auf den Kopf des Sohnes ein, der dadurch von diesem abließ. Dann flüchteten beide Männer ohne Geld aus der Villa. Binnen weniger Tage wurden sie von der Polizei verhaftet.

Als ich Jens M. als Gutachterin aufsuchte, hatte er bereits 20 Jahre Haft hinter sich, die letzten Jahre in einer sozialtherapeutischen Anstalt, in der er eine erstaunliche Entwicklung gemacht hatte. Mir saß ein gepflegter, schlanker Mann mit eher leiser, fast weicher Stimme gegenüber.

Es war den Therapeuten gelungen, mit ihm die Ursachen für seine frühe Hinwendung zu einem durch und durch kriminalitätsgeprägten Lebensstil zu erarbeiten und seine frühen Minderwertigkeitsgefühle und das Leiden unter dem familiären Chaos zu thematisieren. Dank des über Jahre stabilen sozialtherapeutischen Milieus und der langen Einzel- und Gruppentherapie war es möglich, dass Jens M. einen Zugang zu seinen im Grunde immer schon eher bürgerlich geprägten Wünschen nach einem geordneten und in bescheidenem Rahmen materiell gesicherten Leben erlangen konnte.

———

»Ich habe früher gedacht, dass ich niemals so viel verdienen werde, dass ich ordentlich leben kann. Ich wollte eigentlich immer ordentlich leben. Also, als ich im Heim war, da habe ich ja nur mit Leuten zu tun gehabt, bei denen es ähnlich zuging wie bei uns zu Hause. Aber vorher habe ich ja schon mitbekommen, dass die anderen Kinder andere Eltern hatten. Ich habe mich auch geschämt. Ich konnte nie andere Kinder mit nach Hause bringen, weil entweder hatte meine Mutter auch bei Regenwetter die Sonnenbrille auf [verbarg also darunter Hämatome aufgrund von häuslicher Gewalt; Anmerkung der Autorin], und außerdem war sie ja auch immer betrunken ... Oder mein Vater krakeelte ständig herum, und meine Eltern zofften sich. Ich hatte damals extreme Minderwertigkeitsgefühle. Ich habe es zu Hause nicht ausgehalten, bin immer weggelaufen, habe schon als relativ kleines Kind alleine draußen übernachtet. Das hat mir weniger ausgemacht, als zu Hause zu sein ... Vermisst hat mich auch keiner, die Eltern hatten eigentlich nur mit sich selbst zu tun, und meine Mutter war mit den vier Kindern auch völlig überfordert ... Eigentlich habe ich immer ein ordentliches Zuhause haben wollen. Materielles war mir schon auch wichtig. Wenn ich in Villen eingestiegen bin, dann habe ich dort natürlich was zum Klauen gesucht, also vor allem Bargeld, aber ich fand das in den Häusern immer toll, weil die so ordentlich waren, so akkurat, so normal ... Es war der Blick in eine andere Welt, aber ich wusste nicht, wie ich da hinkomme ... Erst der Mord und die lebenslange Haft haben bei mir so allmählich einen Wendepunkt bewirkt. Ich wollte den Mann ja nicht töten. Ich hatte keine Ahnung, dass der bewaffnet war und schießen würde, ich war völlig perplex. Das ist alles damals komplett aus dem Ruder gelaufen ... Ich kam mit dem Mord nicht klar, und ich werde damit auch nie klarkommen ...«

Jens M. hatte mittlerweile den Realschulabschluss nachgeholt, eine Lehre als Industriemechaniker absolviert und war bereits aufgrund von entsprechenden Haftlockerungen auf dem ersten Arbeitsmarkt integriert. Als ich mit ihm über die damalige Tat sprach, die nunmehr fast ein Vierteljahrhundert zurücklag, wurde er im Gesicht aschfahl, seine Augen wurden rot und feucht. Jens M. lebt heute in Lohn und Brot in einer deutschen Großstadt und ist im Leben angekommen.

Am Anfang dieses Kapitels habe ich Fehlurteile erwähnt. Darauf möchte ich nun zurückkommen. Ich arbeite seit 17 Jahren in leitender Tätigkeit in Forensischen Kliniken – wenn ich hier nun Kritik an Gepflogenheiten der Forensischen Psychiatrie leiste, dann handelt es sich dabei auch um Selbstkritik.

Ein Mann, der von einem Fehlurteil betroffen war, kam aus einem arabischen Land. Aus politischen Gründen war er mit seiner Frau und seinen drei Kindern nach

Deutschland emigriert. In seiner Heimat hatte der Mann eine eigene TV-Show gehabt, in Deutschland war er ein Niemand. Er verfügte über gute Manieren, für unsere Gewohnheiten agierte er vielleicht ein wenig theatralisch, auch etwas aufbrausend. Das sind Wesensmerkmale, aber keine Krankheit.

In Deutschland war er politisch sicher, aber sein Leben nahm einen anderen tristen Verlauf. Seine Frau lernte schneller Deutsch als er. Sie begann eine Berufsausbildung (was von ihrem Mann begrüßt wurde) und verdiente bald mehr Geld für die Familie, als er es mit einfachen Hilfstätigkeiten zusammentragen konnte. Sie freundete sich mit anderen Frauen an, auch mit deutschen, und verbrachte viel Freizeit mit ihnen. Sie ging – auch dies zunächst noch – mit dem Einverständnis ihres Mannes tanzen, ihr Mann blieb währenddessen zu Hause bei den Kindern. Als die Discobesuche jedoch häufiger wurden, gab es erste Ehestreitigkeiten. Schließlich lernte sie einen deutschen Mann kennen, in den sie sich verliebte, sodass sie ihrem Mann mitteilte, sie werde ihn verlassen. Nun hatte dieser Mann auch seinen letzten Halt verloren. Nach dem Verlust von Heimat, Sprache, Beruf, sozialem Ansehen und Status waren ihm nur seine Frau und die Kinder geblieben, die er sehr liebte. Als er auch dies zu verlieren drohte, griff er eines Tages seine Frau im Streit wegen der von ihr gewünschten Scheidung mit einem Messer an und verletzte sie schwer.

Dieser temperamentvolle, mimisch sehr ausdrucksstarke, redselige Mann wurde unter Berücksichtigung seines Migrationshintergrundes als persönlichkeitsgestört diagnostiziert und wegen verminderter Schuldfähigkeit aufgrund einer solchen Persönlichkeitsstörung in die Forensische Psychiatrie eingewiesen. Über das Scheidungsdrama wurde auf diese Weise eine Art kulturspezifischer Motivschleier gelegt. Dort saß er mehrere Jahre und litt unter dem engen Zusammenleben mit sozial verhaltensauffälligen, psychisch kranken Menschen. Eine erneute Befragung im Rahmen einer Prognosebegutachtung mehrere Jahre später aber zeigte: Der Angriff auf die Frau war unter forensisch-psychiatrischen Aspekten nicht anders zu bewerten als ähnlich gelagerte Angriffe von deutschen Familienvätern auf ihre Partnerinnen, wenn das bisherige Lebensgefüge ins Wanken gerät. Auch ließ sich bei näherem Hinsehen keine Persönlichkeitsstörung von Krankheitswert erkennen. Dazu war der Mann in seiner gesamten biografischen Entwicklung viel zu unauffällig und viel zu gut sozial integriert gewesen.

Menschen haben nun einmal unterschiedliche Temperamente, und jemand, der als Entertainer im Fernsehen gearbeitet hat, ist im Ausdruck anders als ein Controller. Der Mann litt unter seiner Tat, unter dem Verlust der Familie, unter dem Verlust der Kinder. Und er litt immens unter der Einweisung in die Psychiatrie. Er hatte keinen angemessenen Gesprächspartner, er war den anderen Patienten dort mit seinen Fähigkeiten, seinem früheren Lebenszuschnitt und seinen Interessen weit überlegen und sagte das auch. Da er sich in den Augen der behandelnden Therapeuten für etwas »Besseres« hielt, attestierte man ihm fälschlicherweise eine narzisstische Persönlichkeitsstörung.

Erneute Begutachtungen können helfen, solche Sachverhalte noch einmal kritisch zu untersuchen und gegebenenfalls zu korrigieren. Mittlerweile ist der Mann aus der Psychiatrie entlassen. Sinnvoller und angemessener wäre eine Haftstrafe gewesen – die er sich als reuiger und psychisch gesunder Täter auch gewünscht hatte.

AUSBLICK

Wir haben uns in diesem Buch mit verschiedenen Formen und Zusammenhängen von Gewaltkriminalität auseinandergesetzt, dies aber vorwiegend aus einem einzigen Blickwinkel: dem des forensischen Psychiaters. Dies ist natürlich nicht die einzige Perspektive auf Gewalt und Hass: Sozialwissenschaften und Politikwissenschaften, Geschichtswissenschaft, Theologie, Philosophie, Verhaltensforschung und Pädagogik sind genauso mit der Erforschung und Erklärung gewalttätigen Denkens und Verhaltens befasst. Um dem Thema gerecht zu werden, müsste man gewissermaßen alle Fachdisziplinen und alle unterschiedlichen Denkschulen wie farbige Transparentpapiere übereinanderlegen und miteinander verknüpfen, wollte man auch nur ein annähernd umfassendes Bild vom Thema bekommen.

Es gibt nicht *die* eine allein gültige Erklärung, *den* einen allein berechtigten Ansatz, sondern unsere Welt und wir als Menschen mit unseren Bedürfnissen, Ängsten, Wünschen, Hoffnungen und Einschränkungen sind so komplex, dass es einer Vielzahl an Perspektiven, Überlegungen und Denkansätzen bedarf. Jede Fachdisziplin tut deshalb gut daran, sich in Bescheidenheit zu üben, da sie immer nur einen Teil des Ganzen abbildet und erfasst. Als forensische Psychiaterin richte ich meinen Blick speziell auf die Person des Gewalttäters als Individuum, auf einen Menschen mit oder ohne gravierende psychische Störung, auf einen Menschen mit einer bestimmten Sozialisationsgeschichte und Biografie, mit einer unterschiedlichen Verankerung von Werten und Normen und unterschiedlichen tatbezogenen Kontexten.

Gesellschaftliche Bedeutung gewinnen Aspekte jener individuellen Betrachtungsweise dann, wenn bestimmte Mechanismen, die wir auch bei psychischen Störungen, insbesondere bei Persönlichkeitsstörungen finden, zum Bestandteil gesellschaftlicher Diskussionen und politischer Willensbildung werden. Dazu gehören auf der einen Seite eine grobe Vereinfachung von Komplexität, das Herbeisehnen simpler, eindimensionaler Erklärungen und die Schwarz-Weiß-Malerei. Auf der anderen Seite kann auch eine völlige Auflösung von Werten und Normen die Festlegung eines verbindlichen gesellschaftlichen Rahmens als Grundlage für unser friedfertiges Zusammenleben bedrohen.

Hass und Gewalt sind insofern »menschlich«, als die Fähigkeit zum Hassen und die Gewaltbereitschaft in uns als Menschen angelegt sind. Hass und Gewalt verunmöglichen aber das Zusammenleben und das Streben nach Lösungen in einer komplexen, vielschichtigen Welt mit vielen berechtigten Bedürfnissen und Anliegen. Hass reduziert die Möglichkeiten unseres Menschseins und wirft uns zurück auf die kleinlichen und kleinmütigen Anteile in uns. Er hindert uns daran, der zu sein, der wir sein könnten. Hass kann jeden von uns treffen, wir alle können zu Opfern werden, und kein Mensch ist so perfekt, als dass er nicht von irgendeiner Seite oder aus einer bestimmten Position heraus kritisiert werden könnte. Aber nicht nur das: Gewalt ist auch teuer. Gewalt kostet den Staat, also uns Bürger, viel Geld.

Wir leben seit dem Ende des Zweiten Weltkrieges und seit dem Wiederaufbau der Bundesrepublik als freiheitlich-demokratischem Rechtsstaat inmitten in Europa in einer weltgeschichtlich einzigartigen Epoche des Friedens. In der Zivilgesellschaft sind schwere Formen der Gewaltkriminalität seit Jahren deutlich rückläufig. Wir leben insgesamt in einem der sichersten Länder der Welt – und wir sollten nicht nur zufrieden sein, sondern vor allem auch zutiefst dankbar.

Ich frage mich gelegentlich, ob die so oft beklagte Politikverdrossenheit nicht auch eine Folge der häufigen Klagen über eine sogenannte politische Elite ist, die dann in Opposition gebracht wird zum Rest der

Bevölkerung. Anders als in etlichen autokratischen Staaten stammen unsere Politiker aus der bürgerlichen Mitte unserer Gesellschaft. Der allergrößte Teil der Politiker aus verschiedenen Parteien, der sich für unsere Gesellschaft engagiert, ist nun eben gerade nicht elitär, sondern ein Vertreter des »Wir«. Ein Mann sagte mir einmal – ich habe es schon im Vorwort erwähnt –, man müsse »jedem Politiker eine Kugel durch den Kopf« jagen. Mit einem Hang zur Untertreibung könnte man diese Einstellung vielleicht als Politikverdrossenheit umschreiben. Dieser Mann ist definitiv keiner, der bei der nächsten Gelegenheit einen Politiker attackieren wird. Von ihm selbst geht diesbezüglich keine Gefahr aus, er hat auch keinen Kontakt zu radikalen Kreisen. Aber er sympathisiert mit Menschen, die Mitbürgern, die unser Land repräsentieren und von uns auf Zeit gewählt wurden, schweren Schaden zufügen wollen. Auch er sitzt dem Narrativ auf, dass hierzulande Politik nichts anderes sei als ein abgehobener Selbstbedienungsladen, und damit wird dem Schwarz-Weiß-Denken, dem »Wir hier und die dort«, Vorschub geleistet.

Allerdings gilt auch: In einer Gesellschaft, die das Streben nach gesellschaftspolitischem Konsens allzu ehrgeizig befördert, entstehen Gegenbewegungen, die sich ins Üble, Destruktive steigern können. Das Bewusstsein dafür, dass Sprache Denken formt, Denken wiedergibt und Haltung spiegelt, hat zu mehr Sensibilität für politische Korrektheit geführt. Meinungsvielfalt ist kein Synonym für die Bejahung von Hass und Gewalt. Ein Streben nach politischer Korrektheit ist aber ebenso kein Synonym für ein Meinungsmonopol. »Die Würde des Menschen ist unantastbar. Sie zu achten und zu schützen ist Verpflichtung aller staatlichen Gewalt.« Einem anderen Menschen seine Würde abzusprechen erscheint mir vor allem auch anmaßend, denn die Menschenwürde wird einem nicht durch einen anderen Menschen verliehen, sondern sie ist allen Menschen immanent zu eigen.

Unsere innere wie äußere Sicherheit ist jedoch seit geraumer Zeit bedroht durch Versuche, unsere Zivilgesellschaft zu spalten und aufzureiben. Als forensische Psychiaterin wünsche ich mir, dass wir uns gegen Hass und Gewalt starkmachen. Dies können wir zum Beispiel, indem wir dazu beitragen, dass gesellschaftliche und politische Diskussionen von mehr Wertschätzung geprägt sind und sich nicht darin erschöpfen, die eigene ideologisch unterfütterte Position unflexibel und taub gegen die Position des Gegenübers in autistischer Manier zu verkünden. Lassen Sie uns miteinander ins Gespräch kommen und uns bei aller berechtigten Unterschiedlichkeit unserer Ansichten immer wieder bemühen, einen gemeinsamen Konsens zu finden, von dem aus unterschiedliche Positionen und Haltungen artikuliert und gelebt werden können, ohne dass wir uns als Gesellschaft spalten lassen.

Dies kann nur von uns gemeinsam als Gesellschaft und im Zusammenwirken vieler verschiedener Berufsfelder erreicht werden. Die Grundlage dazu ist eine gute und adressatengerechte Vermittlung von politischer Bildung, eine intensive sozialtherapeutische Unterstützung von Familien mit besonderer sozialer Belastung, eine stärkere sozialarbeiterische Unterstützung der Schulen und die Förderung von Teilhabe an der Gesellschaft, die auch auf dem Einbringen eigener Leistung beruht – und Leistung hierbei so verstanden, dass sie sich an dem orientiert, was der Einzelne einzubringen in der Lage ist.

Politische Bildung so zu vermitteln, dass sie bei den sehr unterschiedlichen Personengruppen ankommt, ist eine ungemein anspruchsvolle Aufgabe. Wichtig ist dabei die Herstellung eines Bezugs zur eigenen Lebenswirklichkeit. Menschen, die sich nicht in der Gesellschaft angenommen fühlen, die glauben, dass für sie kein Platz ist, sind extrem anfällig für Radikalisierung und die Bejahung von Gewalt. Allerdings kann eine Gesellschaft nur dann ihre Stabilität bewahren und sich nach innen ausdifferenzieren, wenn es unverbrüchliche und nicht infrage zu stellende Grundwerte gibt, die von allen Bürgern geteilt werden – und zwar unabhängig von der Diversität politischer Überzeugungen.

Unter dem Brennglas betrachtet, ist Gewalt oftmals nichts anderes als biografisches Scheitern. Die allermeisten Menschen wollen etwas Sinnvolles tun, wollen gebraucht werden, freuen sich über Anerkennung und Wertschätzung, wollen sich einbringen. Jeder kann das auf unterschiedliche Art und Weise tun. Deshalb müssen wir zunächst verstehen, welche individuellen Bedürfnisse hinter Radikalisierung und Fanatisierung stehen. Häufig stehen individuelle Versagensangst und Orientierungslosigkeit dahinter und der Wunsch nach Sicherheit, unverbrüchlichen Werten, Halt und Sinnerleben.

QUELLEN UND WEITERFÜHRENDE LITERATUR

VORWORT

Amadeu Antonio Stiftung – Initiativen für Zivilgesellschaft und Demokratische Kultur (Hrsg.): *Geh sterben! Umgang mit Hate Speech und Kommentaren im Internet.* Auf: www.amadeu-antonio-stiftung.de/w/files/pdfs/hatespeech.pdf

KAPITEL 1

Schanda, Hans: »Schizophrenie und Gewalttätigkeit: Wie ist die steigende Zahl forensischer Patienten erklärbar?« In: Matthias Lammel, Stefan Sutarski, Steffen Lau und Michael Bauer (Hrsg.): *Wahn und Schizophrenie. Psychopathologie und forensische Relevanz.* Berlin 2011, S. 67–80.

Bundesministerium der Justiz und für Verbraucherschutz (Hrsg.): *Strafrechtspflege in Deutschland. Fakten und Zahlen.* Von Jörg-Martin Jehle. Berlin 2015.

Prüter, Christian: »Zusammenhang zwischen Wahninhalt und Gewalt – gibt es stereotype Delikte bei Wahnkranken?«. In: Matthias Lammel, Stefan Sutarski, Steffen Lau und Michael Bauer (Hrsg.): *Wahn und Schizophrenie.* Berlin 2011, S. 101–112.

Stompe, Thomas, Calliess, Iris Tatjana, Haasen, Christian und Machleidt, Wielant: »Psychotische Störungen: Schizophrenie, akute vorübergehende Psychosen, Wahn«. In: Wielant Machleidt und Andreas Heinz (Hrsg.): *Praxis der interkulturellen Psychiatrie und Psychotherapie. Migration und psychische Gesundheit.* München 2011, S. 279–292.

KAPITEL 2

Krahé, Barbara: »Vergewaltigung. Eine sozialpsychologische Analyse«. In: *Gruppendynamik* 20 1/1989, S. 95–108.

Handbuch der Differenzialdiagnosen – DSM-5. Hrsg. von Michael B. First; deutsche Ausgabe Winfried Rief. Göttingen 2017.

Nedopil, Norbert: »Vom Opfer zum Täter – welchen Wert hat die Viktimisierungshypothese bei Tätern mit sexuellem Kindesmissbrauch?«. In: Thomas Stompe, Werner Laubichler und Hans Schanda (Hrsg.): *Sexueller Kindesmissbrauch und Pädophilie.* Berlin 2013, S. 35–44.

Rusche, Georg und Kirchheimer, Otto: *Sozialstruktur und Strafvollzug*, Frankfurt/Main 1974.

Toprak, Ahmet: *Das schwache Geschlecht – die türkischen Männer. Zwangsheirat, häusliche Gewalt, Doppelmoral der Ehe.* Freiburg/Breisgau 2007.

KAPITEL 3

Hellmann, Deborah F.: *Repräsentativbefragung zu Viktimisierungserfahrungen in Deutschland.* Kriminologisches Forschungsinstitut Niedersachsen Forschungsbericht Nr. 122, 2014

Kirschstein, Gisela: »Richterin verweist auf Züchtigungsrecht im Koran«. In: *Die Welt*, 21.März 2007.

Schmölzer, Gabriele: »Frauen als ›die bessere Hälfte‹ der Menschheit?«. In: Jutta Elz (Hrsg.): *Täterinnen. Befunde, Analysen, Perspektiven.* Wiesbaden 2009, S. 21–44.

Homes, Alexander Markus: *Von der Mutter missbraucht. Frauen und die sexuelle Lust am Kind.* Lengerich u. a. 2005.

Faller, Kathleen C.: »Women who sexually abuse children«. In: *Violence and Victims* 2, 4/1987, 263–276.

Allen, Craig M.: *Women and men who sexually abuse children.: A comparative study.* Orwell 1991.

Schlang, Christiane: *Tödlich verlaufende elterliche Gewalt.* Bonn 2006.

Navarro, Bianco und Urban, Reinhard: »›Overkill‹ im Rahmen einer Neugeborenen-Tötung«. In: *Archiv für Kriminologie* 5–6, 213/2004, S. 129–137.

Rohde, Anke, Raic, Diana, Varchmin-Schultheiß, Karin und Marneros, Andreas: »Infanticide: Sociobiographical background and motivational aspects«. In: *Archiv of Women's Ment Health* 1, 3/1998, S. 125–130.

Daly, Martin und Wilson, Margo: *Homicide*. New York 1988

Püschel, Klaus, Hasselblatt, Gordian und Labes, Hubertus: »Kindesmörderinnen: meist geistig unreif«. In: *Kriminalistik* 42, 10/1988, S. 525–528.

Heide, Kathleen M.: »Patricide and Steppatricide Victims as Offenders: An Empirical Analysis of U.S. Arrest Data«. In: *International Journal of Offender Therapy and Comparative Criminology* 58, 11/2014, S. 1261–1278.

KAPITEL 4

Saimeh, Nahlah: »Dehumanisierung als Zündstoff – maligner Narzissmus als Motiv für Amok«. In: Jens Hoffmann und Karen Roshdi (Hrsg.): *Amok und andere Formen schwerer Gewalt. Risikoanalyse – Bedrohungsmanagement – Präventionskonzepte*. Stuttgart 2015, S. 7–21.

Hoffmann, Jens, Roshdi, Karen und Robertz, Frank »Amok und zielgerichtete Gewalt an Schulen. Eine empirische Studie zur Prävention schwerer Gewalttaten«. In: *Kriminalistik* 63, 4/2009, S. 196–204.

Huck, Wilfried: *Amok. School Shooting und zielgerichtete Gewalt*. Berlin 2012.

Hoffmann, Jens und Wondrak, Isabel (Hrsg.): *Amok und zielgerichtete Gewalt an Schulen. Früherkennung, Risikomanagement, Kriseneinsatz, Nachbetreuung.* Frankfurt/Main 2007.

Gruen, Arno: *Der Fremde in uns.* München 2002.

»Amoklauf von Emsdetten. Das Tagebuch von Sebastian. B.« Auf: www.stern.de/politik/panorama/Amoklauf-Emsdetten-Das-Tagebuch-Sebastian-B./577024.html stern.de

KAPITEL 5

Berman, Paul: *Terror und Liberalismus.* Bonn 2004.

Victoroff, Jeff: »The Mind of the Terrorist. A review and critique of psychological approaches«. In: *Journal of conflict resolution.* 49, 1/2005, S. 3–42.

Stein, Ruth: »Das Böse als Liebe und Befreiung: Zur psychischen Verfassung religiös motivierter Selbstmordattentäter«. In: *Psyche – Zeitschrift für Psychoanalyse* 59, 2/2005, S. 97–126.

Anhut, Reimund und Heitmeyer, Wilhelm: »Desintegrationstheorie – ein Erklärungsansatz. Die ungenügenden Integrationsleistungen einer modernen Gesellschaft«. In: *Bi.Research* 30, 1/2007, S. 55–58.

Sageman, Mark: *Understanding Terror Networks.* Philadelphia 2004.

Meck, Ute: *Selbstmordattentäter – sterben, um zu töten.* Frankfurt/Main 2007.

Leygraf, Norbert: Besonderheiten bei der Begutachtung von Terroristen. Unveröffentlichtes Manuskript (2008).

Omer, Haim, Alon, Nahi und Schlippe, Arist von: *Feindbilder. Psychologie der Dämonisierung*. Göttingen 2007.

KAPITEL 6

Arendt, Hannah: *Über das Böse. Eine Vorlesung zu Fragen der Ethik*. München 2009.

Brück, Michael von: *Einführung in den Buddhismus*. Frankfurt/Main 2007.

Dalferth, Ingolf U. : *Das Böse. Essay über die Denkform des Unbegreiflichen*. Tübingen 2006.

Deutsches Wörterbuch. Photomechanischer Nachdruck der deutschen Erstausgabe von 1860. München 1984.

Saimeh, Nahlah: »Zur Behandelbarkeit des ›Bösen‹«. In: Dies. (Hrsg.): *Das Böse behandeln*. Berlin 2014, S. 187–200.

Gruen, Arno: *Der Fremde in uns*. München 2002.

Heuer, Wolfgang: »Hannah Arendt über das Böse im 20. Jahrhundert«. In: Detlef Horster (Hrsg.): *Das Böse neu denken. Hannah Arendt Lectures und Hannah-Arendt-Tage 2005*. Weilerswist 2006.

KAPITEL 7

Brettfeld, Katrin und Wetzels, Peter: *Muslime in Deutschland: Integration, Integrationsbarrieren, Religion sowie Einstellungen zu Demokratie, Rechtsstaat und politisch-religiös motivierter Gewalt.* Universität Hamburg, 2007.

Kröner, Carolin: *Rückfallprognosen in der forensischen Psychiatrie. Vergleich der prädiktiven Validitäten der Prognoseinstrumente ILRV, HCR-20, PCL-R und VRAG.* Dissertation. München 2005.

Suter, Bruno: *Beurteilung der Gemeingefährlichkeit durch Strafvollzugsbehörden anhand des Kriterienkataloges von Prof. Volker Dittmann.* Masterarbeit. Basel 2009.

Strate, Gerhard: *Der Fall Mollath. Vom Versagen der Justiz und Psychiatrie.* Zürich 2014.

»Vergewaltigung erfunden: Lehrerin muss ins Gefängnis«. In: *Focus online.* Auf: www.focus.de/panorama/welt/tid-33513/48-jaehrige-beschuldigung-erfunden-lehrerin-muss-ins-gefaengnis_aid_1099842.html

Bieneck, Steffen und Pfeiffer, Christian: *Viktimisierungserfahrungen im Justizvollzug.* Kriminologisches Forschungsinstitut Niedersachsen e.V., Forschungsbericht Nr. 119. Hannover 2012.

Gesetz zur Novellierung des Rechts der Unterbringung in einem psychiatrischen Krankenhaus gemäß § 63 des Strafgesetzbuches und zur Änderung anderer Vorschriften. Bundesgesetzblatt Teil 1, Nr. 34, ausgegeben zu Bonn am 14. Juli 2016, S. 1610.

»175 Jahre DGPPN«, Sonderausgabe *Psyche im Fokus*, Juni 2017

Endrass, Jérôme, Rossegger, Astrid und Kuhn, Bettina: »Kosten-Nutzen-Effizienz von Therapien«. In: Nahlah Saimeh (Hrsg.): *Straftäter behandeln. Therapie, Intervention und Prognostik in der Forensischen Psychiatrie*. Berlin 2016, S. 19–30.

Wewetzer, Hartmut: »Im Gehirn des Pädophilen«. In: *Der Tagesspiegel* 29. Mai 2010. Auf: www.tagesspiegel.de/wissen/wie-entsteht-die-sexuelle-neigung-zu-kindern-im-gehirn-des-paedophilen/11840296.html

AUSBLICK

Saimeh, Nahlah (Hrsg): *Kriminalität als biographisches Scheitern. Forensik als Lebenshilfe?* Tagungsband der 25. Eickelborner Fachtagung Forensik 2010. Bonn 2010.